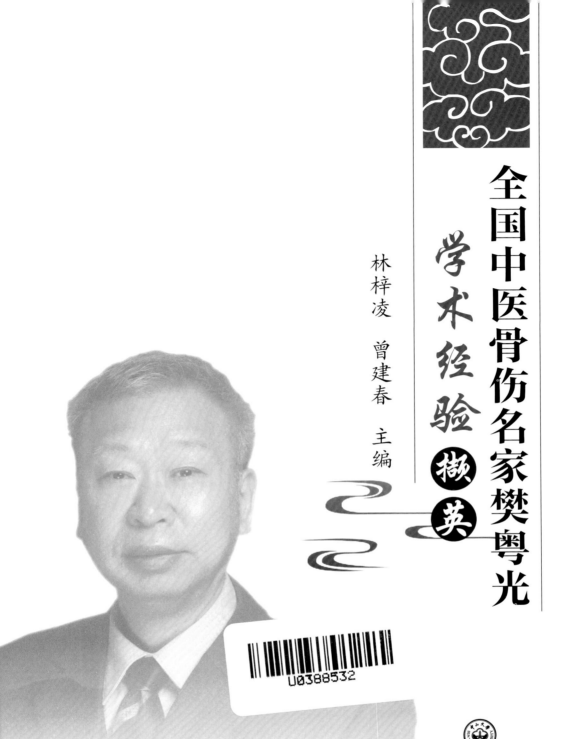

全国中医骨伤名家樊粤光

学术经验撷英

林梓凌　曾建春　主编

中山大学出版社
·广州·
SUN YAT-SEN UNIVERSITY PRESS

U0388532

图书在版编目（CIP）数据

全国中医骨伤名家樊粤光学术经验撷英/林梓凌，曾建春主编.—广州：中山大学出版社，2021.12

ISBN 978 - 7 - 306 - 07382 - 2

Ⅰ.①全…　Ⅱ.①林…②曾…　Ⅲ.①中医伤科学—中医临床—经验—中国—现代　Ⅳ.①R274

中国版本图书馆 CIP 数据核字（2021）第 257552 号

QUANGUO ZHONGYI GUSHANG MINGJIA FAN YUEGUANG XUESHU JINGYAN XIEYING

出 版 人：王天琪
策划编辑：邓子华
责任编辑：邓子华
封面设计：曾　斌
责任校对：吴茜雅
责任技编：靳晓虹
出版发行：中山大学出版社
电　　话：编辑部 020 - 84110283，84113349，84111997，84110779，84110776
　　　　　发行部 020 - 84111998，84111981，84111160
地　　址：广州市新港西路 135 号
邮　　编：510275　传　　真：020 - 84036565
网　　址：http://www.zsup.com.cn　E-mail：zdcbs@mail.sysu.edu.cn
印 刷 者：广州一龙印刷有限公司
规　　格：787mm×1092mm　1/16　12 印张　290 千字
版次印次：2021 年 12 月第 1 版　2021 年 12 月第 1 次印刷
定　　价：60.00 元

序

中医学具有简、便、效、廉的优点及悠久的历史，为人类健康做出巨大贡献。随着近代西方医学的传入，中医学的发展受到前所未有的挑战。周恩来总理高瞻远瞩，认识到中医学作为我国的国粹，应当全力支持与发展，于是同一时期在北京、上海、广州、成都成立4所中医院校。樊粤光于1978年9月就读于广州中医学院（现为广州中医药大学）医疗系，成为"文化大革命"后恢复高考的第二届大学生。

进入大学之前，樊粤光曾经在工厂当工人，还曾是中国人民解放军海军的一名无线电兵。进入大学后，樊粤光对学习充满热情，刻苦钻研，学习成绩一直位于年级前3名。毕业后，他以优异的成绩留校并从事中医骨伤科学的临床、教学、科研及医院管理工作。经过30余年的努力，他成为我国知名的中医骨伤科学名医、教学名师、优秀科研工作者及优秀医院管理人才。

中医学的精髓贵在传承与发扬。中医学在继承传统中医药文化的同时，不断吸取现代科学带来的新技术。樊粤光重视经典，博采众长，跟随著名中医学前辈学习，领会其思想，并结合临床实践灵活应用。此外，作为我国早期卫生部公派留学前往美国学习现代医疗技术的人员，樊粤光回国后率先开展关节镜、人工关节置换等技术，填补了多项技术空白。经典与现代的碰撞、中西医的交融，使樊粤光在中医骨伤科疾病的诊治中形成独特的见解。尤其在骨与关节退行性疾病、股骨头缺血性坏死、骨质疏松症的治疗方面，樊粤光具有颇深的学术造诣。

本书由樊粤光的30余名研究生合力写作完成，汇聚了樊粤光30余年的临床心得与教学体会，详细介绍了其学术思想、学术成就、临床案例和代表性论著，对膝骨关节炎的阶梯治疗、股骨头缺血性坏死的保髋治疗、骨质疏松症的中医药研究也有详细的描述。

樊粤光是广州中医药大学的教学名师，培养了一届又一届本科生、硕士研究生、博士研究生及博士后，这些学生遍及中国香港、澳门、台湾，以及美国、澳大利亚、越南等。学生在他的熏陶下，谨遵他的教诲，"做一行、爱一行、专一行"，在各自岗位上均做出一定的成绩。学术经验的发展与传承正是樊粤光的治学理念和从医心得的升华。

在此书出版之际，我很高兴能为此书作序。对樊粤光30余年的临床、教学、科研及管理工作表示肯定，对参与本书编写的作者表示感谢！本书所凝练的学术思想对从事中医骨伤科学研究的青年学生、临床医师、教师都具有良好的启发和借鉴作用。衷心祝

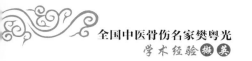
愿广州中医药大学第一附属医院樊粤光名医工作室的工作顺利开展，乐见教授的学术思想薪火相传。

广东省名老中医　袁浩章

2021 年 8 月 31 日

前　　言

我的中学时期是在"学工、学农、学军"与无休止的"批斗牛鬼蛇神"中度过的。五六年里我几乎没有见过课本，并且以自称为"红色接班人"的身份走进社会。告别中学校门8年后，因为改革开放，我才有机会于1978年通过高考考入当年的广州中医学院。学医不是我的初衷，学习中医更不是我当时的理想，但在不由我选择的历史条件下，我还是迈进祖国的传统医学——中医这一领域，凭着一股"学一行、爱一行、干好一行"的精神，这条路一走就是40多年。

在40多年的中医骨伤学术生涯中，对我启发与帮助最大的是岑泽波教授和袁浩教授。两位前辈的人生各有精彩，前者多才多艺，后者对学术研究孜孜不倦。他们不但把我带进骨伤科领域，而且言传身教，教会我许许多多的专业理论与临床技能。言简意赅地说，没有上述两位教授的启蒙，就没有我今天取得的成绩。

我毕业于中医院校，并曾被公派到美国的知名医院进修骨科临床2年。中医与西医的理论与临床技能我都学习过，而且有一定程度的掌握与运用。在实践中我领悟到中医与西医的理论与思维方式完全不同，它们分别有自己的精华和相互不可替代的优势，但也存在各自的不足，甚至糟粕。这就有赖于我们在学习与实践中取其所长，弃其所短。

师从我的硕士研究生、博士研究生、博士后人数不少，他们毕业后在各自的工作岗位上取得一定成绩，一些学生还担任重要的行政领导职务。本书的成稿有赖于全体学生的共同努力。本书既反映本人的学术思想，也具有众多学生的传承与发展的学术观点，在这里一并对他们致谢。

40多年来，在恩师的启蒙与帮助下，通过不断实践、体会、总结，我逐步形成自己的一些学术观点，并取得一些成绩。国家与政府给予我很多荣誉与奖励，这使我感到惭愧。我今后只有更努力地工作以回报社会，方能对得起已获得的荣誉。

樊粤光

2021年1月9日

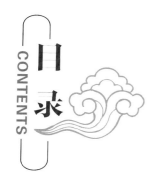

目录 CONTENTS

第一章 樊粤光简介

樊粤光（图1-1），男，生于1954年10月，籍贯山西省长子县。主任医师、二级教授、博士研究生导师、博士后指导老师、国务院政府特殊津贴专家（图1-2）、"第六批全国名老中医药专家学术经验继承工作指导老师"、"广东省名中医"（图1-3）、第二届教育部重点学科中医骨伤科学学科带头人。现任职于广州中医药大学第一附属医院，并担任国家自然科学基金评审专家、中华中医药学会医院管理分会常务委员、美国加州中国医学研究院顾问等学术职务。曾任中华中医药学会骨伤分会副主任委员（图1-4）、广东省中医药学会骨伤科专业委员会第三届委员会主任委员（图1-5）、第四届委员会名誉主任委员（图1-6），广东省中医药学会第七届理事会副会长（图1-7），中国中西医结合学会第二届围手术期专业委员会副主任委员（图1-8），广东省中医药学会中医医院管理专业委员会第二届委员会副主任委员（图1-9），广东省中西医结合学会常务委员，《新中医》《中医正骨》杂志编委会副主任委员，《中国中医骨伤科学》《中药新药与临床药理》《广州中医药大学学报》等杂志编委。曾任广州中医药大学第一临床医学院院长和广州中医药大学第一附属医院院长。

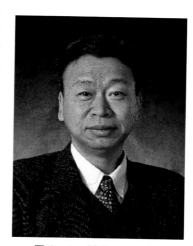

图1-1 樊粤光工作照

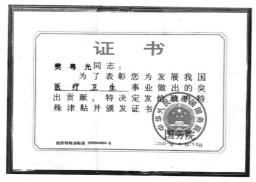

图1-2 国务院政府特殊津贴专家证书

图1-3 广东省名中医荣誉证书

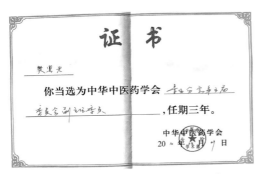

图1-4　中华中医药学会骨伤分会
副主任委员证书

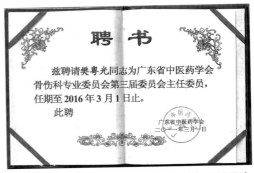

图1-5　广东省中医药学会骨伤科专业委员会
第三届委员会主任委员证书

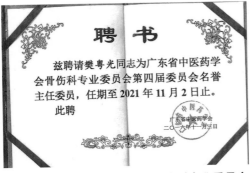

图1-6　广东省中医药学会骨伤科专业委员会
第四届委员会名誉主任委员聘书

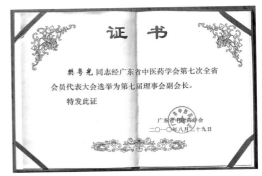

图1-7　广东省中医药学会第七届
理事会副会长证书

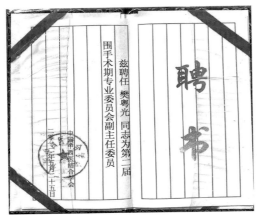

图1-8　中国中西医结合学会第二届围
手术期专业委员会副主任委员聘书

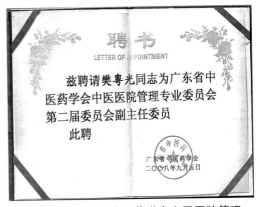

图1-9　广东省中医药学会中医医院管理
专业委员会第二届委员会副主任委员聘书

  1966—1970 年，樊粤光在华南师范大学附属中学度过中学时代（图 1 - 10）。1970 年，中学毕业后，他进入广州氮肥厂工作。1971—1975 年，他响应祖国的号召，踊跃参加中国人民解放军海军，并成为无线电兵（图 1 - 11）。从军队退役后，他进入广州电子仪器厂工作。1978 年，全国恢复高考，他毅然报名，参加首届高考，并以优异的成绩考入广州中医学院中医系继续求学。

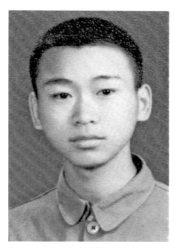

图 1 - 10   中学时代（1968 年）

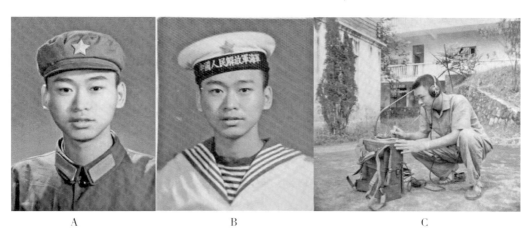

A   B   C

A—C：担任无线电兵的不同时期。

图 1 - 11   成为中国人民解放军海军部队无线电兵（1971—1975 年）

  1983 年，樊粤光毕业于广州中医学院（现为广州中医药大学），留校后一直从事中医骨伤科学的临床、教学、科研和管理工作（图 1 - 12 至图 1 - 40）。1988—1990 年、2001 年，他先后被公派到美国伊利诺伊大学医学院（图 1 - 13）、约翰·霍普金斯医院学习。并多次前往越南（图 1 - 14）、美国（图 1 - 15）、欧洲（图 1 - 16 至图 1 - 19）、中国台湾（图 1 - 20）、中国香港等地访问和参与学术交流。

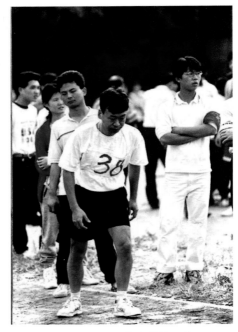

图 1-12　参加广州中医药大学校运会（1998 年）

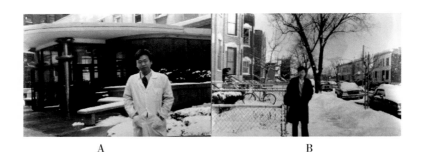

A　　　　　　　　　　　　　　B

A：工作照；B：在美国伊利诺伊大学医学院门口。

图 1-13　在美国伊利诺伊大学医学院学习（1998—1990 年）

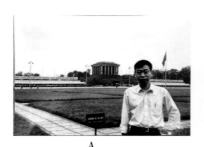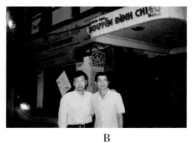

A　　　　　　　　　　　　　　B

A：单人照；B：合影。

图 1-14　访问越南，与越南军队医院院长合影（1999 年）

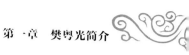

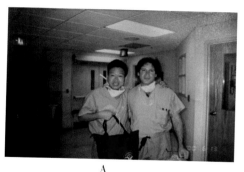
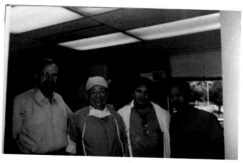

A：与国际骨循环学会前任主席合影（左1）；B：与时任主席（左3）合影。

图1-15　到美国约翰·霍普金斯医院访问（2000年）

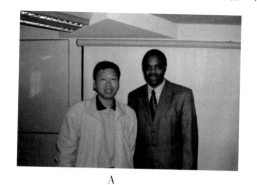
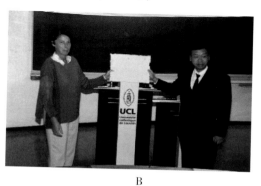

A、B：与国际学者合影。

图1-16　到欧洲访学（2000年）

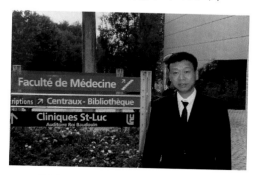

图1-17　到欧洲访学（2001年）

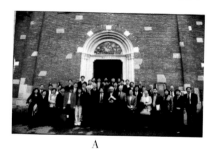
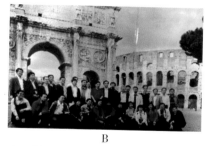
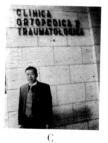

A、B：合影；C：单人照。

图1-18　欧洲学术交流（2008年）

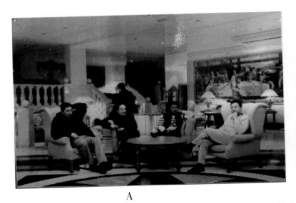 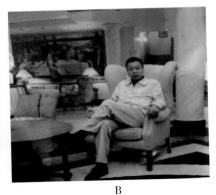

A   B

A：合影；B：单人照。

图 1-19　欧洲学术交流（2009 年）

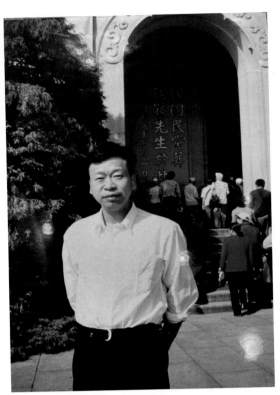

图 1-20　在中国台湾访学（2010 年）

　　樊粤光治学严谨，学验俱丰（图 1-21 至图 1-23），擅长中西医结合治疗髋、膝关节疾病，特别是在股骨头坏死和膝骨关节炎的诊治方面有丰富的临床经验。他在国内率先开展全膝关节置换术和膝关节镜手术，并进行深入而前沿的研究。曾先后获"卫生部有突出贡献中青年专家"（图 1-24）、"全国高等学校优秀骨干教师"、"全国卫生系统先进工作者"（图1－25）、"全国中医医院优秀院长"（图1－26）、"广东省优秀中医医院院长"（图1－27）、"南粤优秀教师"、"广东省医学领军人才"（图1－28）等荣誉称号。2003年，获"广东省抗击传染性非典型肺炎工作三等功"（图1－29）、"广州抗击非典先进个人"（图1－30）等。

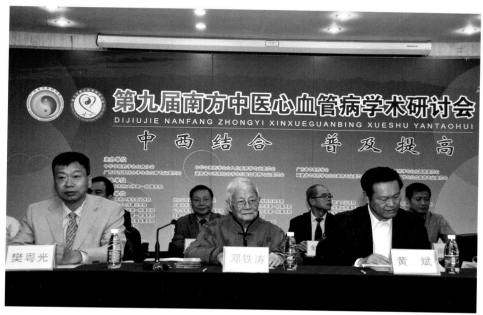

图1－21　与国医大师邓铁涛出席第九届南方中医心血管病学术研讨会

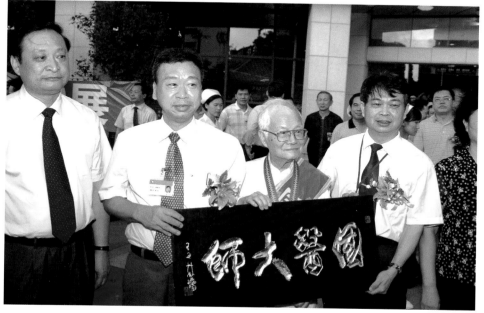

图1－22　与国医大师及广州中医药大学时任党委书记接受"国医大师"授牌仪式

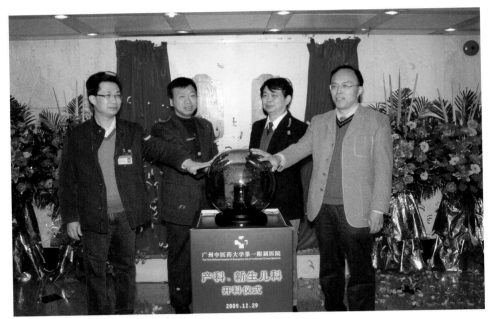

图1-23　参加广州中医药大学第一附属医院产科、新生儿科开科仪式

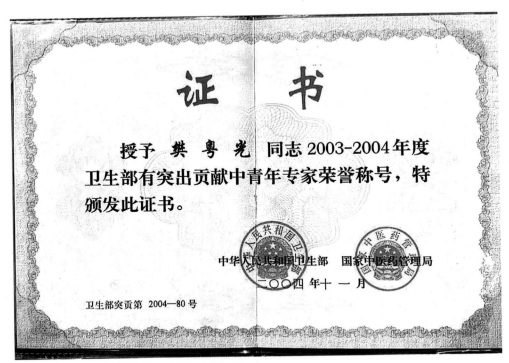

图1-24　卫生部有突出贡献中青年专家证书

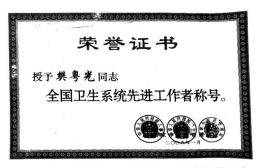

图 1-25　全国卫生系统先进工作者荣誉证书

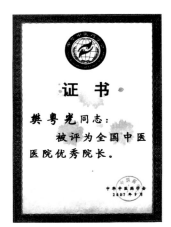

图 1-26　全国中医医院优秀院长证书

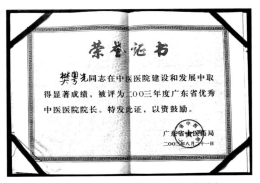

图 1-27　广东省优秀中医医院院长

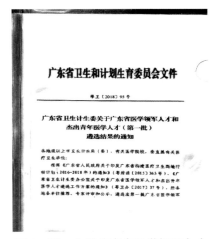

图 1-28　入选广东省医学领军人才

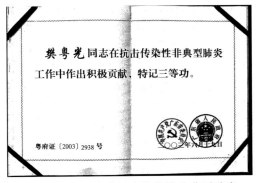

图 1-29　广东省抗击传染性非典型肺炎
工作三等功证书

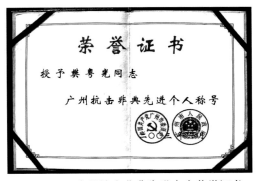

图 1-30　广州抗击非典先进个人荣誉证书

樊粤光深入开展膝骨关节炎和股骨头缺血性坏死的基础与临床研究，先后主持国家级、省部级基金课题 13 项，包括国家自然科学基金 3 项、教育部课题 2 项、卫生部课题 1 项、国家中医药管理局课题 1 项、省局级课题 6 项。在国内、国外刊物发表学术论文 100 余篇，其中 5 篇被 SCI 收录。主编多部国家"十一五""十二五"高等院校规划教材，如《中医骨伤科学》《中医骨伤科学基础》《骨伤科手术学》。主编卫生部"十五"重点规划医学视听教材（《中医正骨手法》）。出版学术专著《简明中医临床诊疗常规》《骨伤科手术入路》《临床常见病证施护指南》《骨伤科闲方验方》《现代中成药手册》《中医骨伤科治法锦囊》等。获国家科学技术进步二等奖（图 1-31）1 项、国家中医药管理局中医药科学技术进步二等奖（图 1-32）1 项、中华中医药学会科学技术二等奖（图 1-33）1 项、广东省科学技术二等奖（图 1-34）1 项、广东省科学技术三等奖（图 1-35 和图 1-36）2 项、广东省中医药科技进步一等奖 1 项、广州市科学技术进步三等奖（图 1-37）1 项、广州中医药大学科学技术进步一等奖 1 项、广州中医药大学科技进步二等奖 1 项、广州中医药大学科技成果一等奖 1 项。获得国家发明专利 2 项（图 1-38 和图 1-39）。

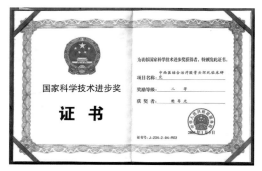

图 1-31　国家科学技术进步二等奖证书

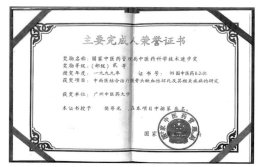

图 1-32　国家中医药管理局中医药
科学技术进步二等奖荣誉证书

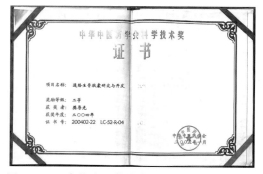

图 1-33　中华中医药学会科学技术二等奖证书

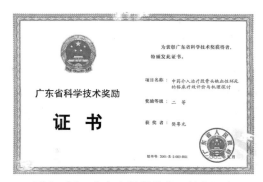

图 1-34　广东省科学技术二等奖证书

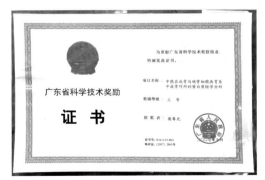

图 1-35　广东省科学技术三等奖证书 -1

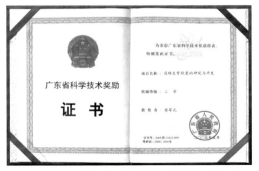

图 1-36　广东省科学技术三等奖证书 -2

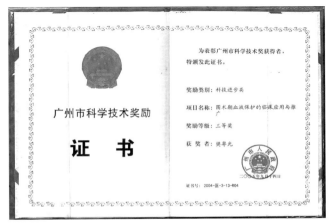

图 1-37　广州市科学技术进步三等奖证书

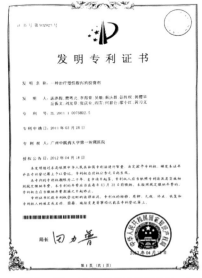

图 1-38　国家发明专利证书 -1

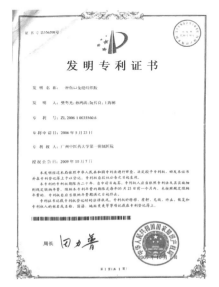

图 1-39　国家发明专利证书 -2

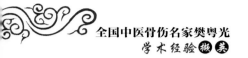

樊粤光为人师表，严格从教，作为广东省名中医师承项目指导老师，承担着传、帮、带的任务，先后培养硕士研究生、博士研究生、博士后30余人（图1-40）。樊粤光对中医后学者的治学寄语为："中医骨伤科学的进步必须加强理论学习，用理论指导临床实践，在实践中逐步提高；基础研究与临床研究并重，基础指导临床，以临床促进基础理论的完善、升华、提高。"

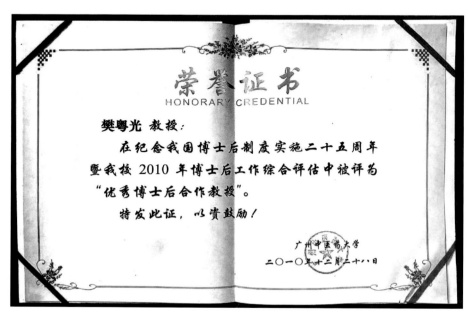

图1-40　优秀博士后合作教授荣誉证书

第二章 樊粤光学术思想简介

第一节 从肾虚血瘀辨治骨关节炎

一、肾虚血瘀的病因病机

本病的内因是肾虚，病位在筋骨，但以肾虚为本、痹阻为标。病机在于原发的肾虚和继发的血瘀，两者相互联系，虚可致瘀，瘀又加重虚，故骨关节炎应从肾虚血瘀论治。

临床表现可见关节疼痛、肿胀、活动不利，伴有腰膝酸软、头晕、耳鸣等，舌质暗淡或有瘀斑、瘀点，苔少或无，脉细涩。

二、补肾活血法及辨证用药

樊粤光认为，骨关节炎多为肾虚、血瘀之证，治疗宜标本兼治，补肾强骨以固其本，活血止痛以治其标。故治法宜采用补肾活血法，拟补肾活血方药为用。

第二节 中西医结合治疗股骨头坏死

一、股骨头坏死的中西医结合治疗

传统医学中并无股骨头坏死的病名记载，股骨头坏死当属于中医的"骨蚀""骨痿"范畴。

樊粤光认为，引起股骨头坏死的病因、病机十分复杂，"股骨头缺血"是致病的基本病理。因此，能否充分改善股骨头血供是治疗的关键。基于这一理念，樊粤光采用中西医结合方法治疗股骨头坏死，取得丰硕成果。

樊粤光坚持对患者用中药进行全身治疗，根据中医临床辨证分型，采用以活血祛瘀、补益肝肾为主的药物调整血管机能。尤其术后加用中药的治疗，对股骨头的修复、功能的恢复有良好促进作用。

二、"辨稳论治"的微观辨证理念

股骨头在微观结构上由密集的骨小梁组成，其外侧壁在股骨头坏死塌陷过程中起决定性作用。构建股骨头坏死围塌陷期微观辨证论治体系，是中医理念下防治股骨头坏死

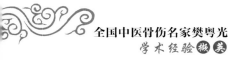

的新思路。

樊粤光团队率先提出股骨头坏死"三部失效"塌陷机制假说：①坏死区骨小梁的疲劳骨折；②软骨下皮质骨壳的皱褶和剥离；③修复反应带的吸收沉降。在深入研究股骨头坏死发病机制的基础上，不断探讨中药治疗股骨头坏死的机理，建立更完整准确的诊断、分期、分型、标准及中医分型标准。

基于"三部失效"塌陷机制提出保髋新理念——"维稳修复"。维稳是修复的前提和保障，修复是维稳的最终目的。如此相辅相成才能最终有效防治股骨头坏死塌陷，切实提高围塌陷期的保髋疗效。

第三节　补肾法治疗骨质疏松症

一、病因病机

骨质疏松症是一种以骨量减少、骨小梁结构及数量改变，并伴随微损伤、微骨折发生可能性为特征的代谢紊乱性疾病。

樊粤光认为，骨质疏松症病机在于肾精亏虚，当用补肾强骨法进行治疗。这在临床应用上取得良好疗效。

二、补肾法

樊粤光通过长期临床实践发现，补肾中药中常用的有代表性的五种中药——淫羊藿、巴戟天、杜仲、补骨脂、肉苁蓉具有显著补肾阳、益精血、强筋骨的功效。其系列实验研究结果提示，上述药物可促进骨髓间充质干细胞增殖及向成骨细胞分化。

第三章 樊粤光理论论述

第一节 从肾虚血瘀辨治骨关节炎学术思想

骨关节炎属于中医"骨痹""痹证"等范畴，为中老年人的常见病、多发病。其基本病理特征为关节软骨组织发生进行性退变、消失，关节边缘骨赘形成及软骨下骨质反应性改变，而且病变的过程涉及整个关节，最终导致关节疼痛和功能丧失。樊粤光认为，肾虚是骨关节炎发病的根本，瘀血闭阻是发病的关键，两者相互联系、互相影响，肾虚可致血瘀，血瘀加重肾虚，属本虚标实之证；故骨关节炎应从肾虚血瘀论治，治疗宜标本兼治，补肾强骨以固其本，活血止痛以治其标。

一、肾虚血瘀的病因病机

骨关节炎在中医学中没有相应的名称。根据其临床表现特点，骨关节炎为关节退行性疾病，属中医"痹证""骨痹"的范畴。历代医家有"膝痛无有不因肝肾虚者，虚则风寒湿气袭之"的论述。《黄帝内经·素问·长刺节论》指出"病在骨，骨重不可举，骨髓酸痛，寒气至，名曰骨痹"。《黄帝内经·素问·上古天真论》曰"男子七八，肝气衰，筋不能动"。《张氏医通》曰"膝为筋之府""膝痛无有不因肝肾虚者"。该病证病理变化复杂，不但涉及脏腑，而且涉及经络、气血。《景岳全书》曰"痹者，闭也，以气血为邪所闭，不得通行而病也""血和则经脉流行，营复阴阳，筋骨强劲，关节清利矣"。因此，骨关节炎不仅与肝肾不足、风寒湿邪相关，也与气血关系密切。

樊粤光提出，本病病位在筋骨，但以肾虚为本、痹阻为标，其中，疼痛是患者就诊的主要因素之一，而功能障碍的改善是骨关节炎治疗的根本目的。疼痛往往是骨关节炎患者就诊的最主要原因，几乎所有就诊的骨关节炎患者都有疼痛的表现。根据中医学"不通则痛"的观点，这应与气滞血瘀相关。无论何种原因引起的骨关节炎，其最终都可能因气滞血瘀、经脉痹阻而出现关节疼痛及不同程度活动受限。因此，骨关节炎发病机理在于原发的肾虚和继发的血瘀，两者相互联系，虚可致瘀，瘀又加重虚，故骨关节炎应从肾虚血瘀论治。

二、补肾活血法及辨证用药

樊粤光认为，骨关节炎多为肾虚血瘀之证，临床表现可见关节疼痛、肿胀、活动不利，伴有腰膝酸软、头晕、耳鸣等，舌质暗淡或有瘀斑、瘀点，苔少或无，脉细涩。治疗宜标本兼治，补肾强骨以固其本，活血止痛以治其标。故治法宜采用补肾活血法，拟补肾活血方药为用。方由熟地黄、补骨脂、丹参、川芎、红花、独活、牛膝、盐杜仲、木瓜、木香、全蝎、枸杞子等组成。其中，熟地黄性微温、味甘，具滋阴养血、补精益髓之效；补骨脂性大温，是补肾壮阳之要药。两药配伍，一阴一阳，阴阳互根互用，为君药。臣以杜仲补肝肾之阳而强筋骨；枸杞子滋补肝肾之阴；丹参、川芎及红花活血养血；独活、木瓜通络舒筋；木香行气止痛；牛膝补肝肾、强筋骨，且引血下行。方中以全蝎、红花活血化瘀，牛膝、盐杜仲补肝肾、强筋骨。诸药合用，补中有行，共达补肾壮骨、活血止痛之效。

樊粤光认为，补肾是中药治疗肾虚性骨关节炎的基础，活血是治疗的进一步完善。骨关节炎发病机理在于原发的肾虚和继发的血瘀，两者相互联系，虚可致瘀，瘀又加重虚，活血化瘀法在骨关节炎的中医临床治疗上具有重要地位，补肾与活血两者结合则可使肾气旺盛、经络通畅，防止病变的发生发展。

三、临床与实验研究

补肾活血方药可使实验性骨关节病的发病率降低、发病时间推迟、发病程度降低，并能促进软骨细胞的代偿功能，改善关节软骨的退行性病变，这是其"补肾"功能的具体表现。补肝肾方药不仅改善了躯体疼痛及功能活动的症状，还可以改善患者的情绪、精力、日常生活能力等，对骨关节炎病情轻中度或早期有良好疗效。实验表明，补肾活血方不但具有上调转化生长因子 β_1（transforming growth factor-β_1，TGF-β_1）表达，促进关节软骨细胞的增殖修复，阻止关节软骨破坏降解的作用，还可降低骨关节炎患者血清中的基质金属蛋白酶 3（matrix metalloproteinase-3，MMP-3）、肿瘤坏死因子 α（tumor necrosis factor-α，TNF-α）、白细胞介素 1 和透明质酸（hyaluronic acid，HA）含量，提高超氧化物歧化酶活性，抑制免疫损害进程，从而达到治疗骨关节炎的目的。采用补肾活血中药治疗骨关节炎患者在中长期可出现疗效上升的趋势。动物实验结果提示，补肾活血方可明显缓解小鼠膝关节肿胀症状，可以降低血清中 TNF-α、HA 含量。活血方药能促进髓内血管生成，维持软骨细胞的正常形态，促进软骨细胞增殖，改善关节软骨代谢的作用，降低肾虚型骨关节炎大鼠关节滑膜中前列腺素 E2（prostaglandin，PGE2 的含量，从而缓解关节痛，抑制炎症的发生和发展；还能纠正去势大鼠体内雌二醇（estradiol，E2）水平较低的状况，提高 E2 含量，改善机体的肾虚状态。

四、补肾活血法防治胫骨平台骨折术后创伤性关节炎

创伤性关节炎是继发于关节创伤的骨关节炎，是连续的物理性或机械性损伤导致的可运动关节的软骨变性、破坏，以及在此基础上的关节软骨、软骨下骨、滑膜、关节囊及周围的肌肉和韧带的一系列改变而引起的关节功能障碍。

临床辨证上，关节骨折术后继发的创伤性关节炎，多以肝肾不足为本，气滞血瘀为标。故针对此病机证候，根据从"肾虚血瘀"论治的观点，骨关节炎的治法应以补肾活血为主。同时，根据术后具体病机证候变化，辨证用药、适当加减。术后早期，以气滞血瘀证为主，肝肾不足证为次，因此，治以加强活血祛瘀之方药，以消肿止痛、行气和营。中后期，则以肝肾不足证为主，气滞血瘀证为次，故治疗以补肾养肝为重，而兼以活血行气之功。

临床和动物实验检验结果证实，补肾活血法可有效抑制关节骨折固定术后的 TNF-α、MMP-3 和一氧化氮水平的增长；证明运用补肾活血方药能有效防治关节骨折术后继发的创伤性关节炎病变进程。临床观察发现，补肾活血法在关节骨折创伤术后的疼痛控制、功能恢复方面与临床常用药物塞来昔布的功效相近，且优于空白对照组的。同时，补肾活血法在治疗中医证候方面疗效明显。因此，补肾活血法能有效防治关节骨折创伤术后关节炎进展，缓解疼痛，促进功能恢复，提高临床治疗和康复的疗效。根据临床患者生存质量调查研究结果，运用补肾活血法的治疗组经过 8 周治疗，随着躯体疼痛的降低、生理功能的提高，其生存质量量表（SF-36）各项评分也显著提高，8 个维度评分均显著高于空白组，且其生存质量量表与生理功能、躯体疼痛等因素呈负相关。因此，补肾活血法能有效地防治术后关节疼痛，促进关节功能恢复，防治创伤性关节炎的产生；同时，提高患者的总体健康水平，提高患者的信心，促进患者生存质量的提高。

因此，运用补肾活血方药辨证施治用药，能有效防治关节骨折术后的创伤性关节炎病变。补肾活血法能促进关节骨折术后患者关节功能的康复过程，提高疗效。补肾活血法能从整体上对关节骨折术后患者产生调理和康复功效，提高生活质量，从而能有效防治关节骨折术后创伤性关节炎。

五、小结

樊粤光从医 40 多年，把中医的整体观思想融入骨关节疾病的临床诊疗中。通过四诊合参，抓住肾虚与血瘀的病机变化，以补肾活血法标本兼治，辨证用药，在骨关节炎的治疗上取得良好的疗效。

第二节　中西医结合治疗股骨头缺血性坏死

股骨头缺血性坏死（avascular necrosis of femoral head，ONFH）是各种原因导致股骨头活性成分死亡的病理过程。大量使用糖皮质激素或酗酒是非创伤性股骨头坏死的主要原因，并随着激素在临床运用的增多，非创伤性股骨头坏死的数量也会随之不断增多。股骨头缺血性坏死主要发生在 30～50 岁的中青年人群，而且多数患者累及双侧股骨头。该病破坏性和致残性强，最终导致髋关节功能障碍，严重影响患者生活质量，并造成沉重的家庭经济负担和社会负担。

一、股骨头缺血性坏死的病因病机

中医典籍中并无股骨头缺血性坏死的病名记载，但是股骨头缺血坏死的病因病机在《黄帝内经》的"骨蚀""骨痿"中均有描述。此外，该病还类似于"骨极""骨痹"等描述。《黄帝内经·素问·痿论篇》中提到"阳明者，五脏六腑之海，主润宗筋，宗筋主束骨而利机关也。冲脉者，经脉之海也，主渗灌溪谷，与阳明合于宗筋，阴阳宗筋之会，合于气街，而阳明为之长，皆属于带脉，而络于督脉。故阳明虚，则宗筋纵，带脉不引，故足痿不用也"。《黄帝内经·灵枢·刺节真邪篇》曰"虚邪入于身也深，寒与热相搏，久留而内着，寒胜其热，则骨痛肉枯，热胜其寒，则烂肉腐肌为脓，内伤骨，为骨蚀"。《难经·第十四难》曰"损脉之为病奈何？……五损损于骨，骨痿不能起于床……从上下者，骨痿不能起于床者死"。《脾胃论》曰"脾病则下流乘肾……则骨乏无力，是为骨痿，令人骨髓空虚，足不能履地"。现代以来，诸多中医骨伤专家对股骨头缺血性坏死的中医认识不断深化。例如，陈卫衡提出股骨头缺血性坏死的三期四型辨证思路，并着重痰瘀同治。袁浩提出，运用"治未病"理论以研究股骨头缺血性坏死：一是防止股骨头坏死发生；二是坏死后防止股骨头塌陷；三是塌陷后及时纠正，防止塌陷加重。

股骨头缺血性坏死的病因包括跌扑损伤、六淫邪毒、七情过度和先天不足。病机主要有肾阴亏损、气滞血瘀、肾阳亏虚与湿热浸淫。从脏腑辨证上当责于肾。

1. 辨证论治

（1）肾阴亏损。因先天不足、肾阴亏损，不足以濡养，肾之主骨生髓功能失司而发病。治宜填精补髓、强壮筋骨。

（2）气滞血瘀。常见于青壮年。外伤致脉络闭阻，骨之脉络不畅，组织失却濡养而致坏死，治宜活血化瘀。

（3）肾阳亏虚。常见于老年患者。肾阳亏虚，主骨之功能减弱，易发为骨质疏松或致骨坏死。治宜温补肾阳。

（4）湿热浸淫。常见于嗜酒者或激素所引起的骨坏死者。湿热内蕴与宿痰相搏，结于脉络而发本病，治宜清利湿热。

2. 现代病因病理

根据其发生原因，股骨头缺血性坏死可分为创伤性与非创伤性两大类。创伤性股骨头缺血性坏死多见于股骨颈骨折与髋关节脱位后，移位性股骨颈骨折后的坏死发生率高达 85%，无移位骨折的坏死率为 15%～25%。髋关节后脱位的坏死率为 10%～26%，而前脱位为 3%～9%。髋关节脱位若能在伤后 12 h 内纠正，则仅有 2% 的患者将发生股骨头坏死。相比之下，脱位纠正拖延至 12 h 后，坏死的发生率将高达 52%。

非创伤性股骨头坏死的病因主要有激素疗法、酒精中毒、减压病、血红蛋白疾病、戈谢病（Gaucher's disease）、放射疗法、胰腺疾病、高尿酸血病、动脉硬化等，其中，尤以激素性股骨头坏死占的比例最大，以系统性红斑狼疮和肾脏移植术后的激素性股骨头坏死为多见。20%～30% 的患者没有表现明显的致病因素，此类被称之为特发性股骨头缺血性坏死。本病的基本病理是股骨头缺血性改变，因此，关于其发病机理，血供受阻的学说较易为人们所接受。

本病遵循着发病—进展—高峰—稳定—修复的发展规律。樊粤光认为，最佳的治疗时间窗在发病—高峰期。若在这个时期进行治疗，可获得较好的疗效。若不经治疗，该病最终多发展至关节畸形、功能障碍。粗略地说，该过程有 2～5 年的时间跨度。但各阶段的时间又因每一个患者的具体情况而异，它受病因、体质、运动量、是否接受治疗等多种因素的影响。在发病过程中，医者必须充分认识以下的互相矛盾的机制。

（1）供血不足与血液循环重建。组织缺血是一个可逆过程，在发生缺血坏死的同时，交错地进行着修复、血液循环重建过程。就犹如循环系统在出现阻塞时可发生侧支循环一样，在慢性缺血中侧支的形成更为明显。骨血流一旦被阻断，骨组织在缺血 6 h 后即开始出现组织分解现象，随之逐渐出现骨小梁坏死。而修复过程亦随之开始，新生的毛细血管自活骨区向死骨区伸展，开始血液循环重建，为死骨清除、新骨再生提供物质基础。在这对矛盾中，孰主孰次，决定了坏死的范围、程度及疾病康复的时间。故此在治疗工作中要注意病因治疗。例如，戒酒、减少或停用激素、治疗原发病、尽早复位外伤性脱位、对骨折尽早采用牵引逐步复位或柔和手法复位以减少血管损伤，这些均属于尽可能降低供血不足这一不利因素的措施。中药在这方面显示良好的前景，而且通过大量实验及临床观察获得证实。例如，关节康、生脉成骨片、川芎嗪片及其他复方中药制剂均有良好疗效。此外，血管束植入，尤其是多束血管植入及带血液循环骨瓣植入都是实现血液循环重建的可选择方法。

（2）压应力与骨组织的支撑强度。自身体质量与关节周围肌肉收缩都可产生对股骨头的压应力，这是造成关节面塌陷的外在因素。当骨组织缺血坏死，修复过程亦随之开始。死骨吸收移除，由新生骨代替，也就是所谓"爬行代替"过程。在替代过程中，若新生骨小梁尚未成熟，机械支撑强度不足，或在新骨与死骨交界区域，承受压应力过大，则容易发生骨小梁断裂而出现临床上常见的"新月征"和关节面塌陷。在病变的早期和中期，如何减少压应力，使坏死的骨质在适合的环境中修复，是治疗工作中关键性的一环。

二、股骨头缺血性坏死的治疗方法

各种治疗方法都围绕着促使病变股骨头血液循环的恢复、逆转病机、防止塌陷，这些方法又可分为非手术疗法与手术疗法，手术疗法又分为间接恢复血液循环法（如减压术、旋转截骨术）和直接恢复血液循环法（如肌骨瓣、带血管蒂骨瓣及血管束植入术）。各种方法都有一定的疗效，关键在于各自有其一定的适应期。有的适用于早期，操作简单易行；有的适用于中晚期，操作复杂、创伤较大。直接恢复血液循环法比间接恢复血液循环法合理、有效，但因手术复杂而应视病情而定。

1. 非手术疗法

禁止患肢负重、牵引以防止坏死的股骨头塌陷，或双髋外展以改变股骨头载荷分布，以利于坏死的修复。

2. 中医中药

中医中药对早期患者症状改善有较好的疗效，服用活血化瘀、补益肝肾的中药能促进气血运行、疏通郁滞，降低血黏度、骨内压，从而改善血液循环，促进成骨细胞和破骨细胞分化及骨的新生与修复。

3. 血管介入术

介入治疗是一种微损伤、易操作、安全性高、易被患者接受的治疗方法，主要适用于早期股骨头坏死患者。

4. 髓心减压术

本法的作用为：①降低骨内压，促进静脉回流，终止骨内恶性循环；②解除滋养动脉痉挛；③促进股骨头重新获得血液灌注，改善股骨头的血供。

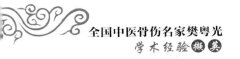

5. 自体或异体骨柱植骨支撑术

在髓心减压术的基础上加用自体或异体骨柱植骨以治疗股骨头缺血性坏死。钻孔后植骨可以减压清除坏死骨质，促进新骨生长。植入皮质骨对防止软骨下骨和关节软骨的塌陷提供机械支撑作用。

6. 旋转截骨术

截骨方法有多种，其治疗机理是使骨坏死区避开负重部位，改变头臼关系。该法对严重的股骨头缺血性坏死症的治疗效果并非理想。若股骨头坏死区大于关节软骨面积的1/2，该法往往不能有效地阻止股骨头的塌陷。

7. 带血管骨移植和肌蒂骨瓣移植术

带血管骨移植除具有游离骨植骨术的优点外，最大的特点是所植骨块保留有完整的血管组织和具有血供的骨膜，被植入后可较快愈合，组织极少被吸收。但此类手术往往操作较复杂，骨移植距离受到限制。

8. 人工关节置换术

人工关节置换术是治疗股骨头坏死晚期患者及保髋治疗失败的患者最有效的办法，其技术成熟、疗效明确。人工关节置换术后一旦出现假体松动、感染等并发症，其后果严重。因此，对年轻的股骨头缺血性坏死患者而言，人工关节置换术并非首选的治疗方法。

9. 血管束植入术

血管束植入术是一种期望直接恢复股骨头血液循环的疗法，20世纪70年代末至80年代初，国内较多学者相继在临床上进行尝试。

三、股骨头缺血性坏死的中西医结合治疗

引起股骨头缺血性坏死的病因病机十分复杂，股骨头缺血是致病的基本病理。因此，能否充分改善血液循环是治疗的关键。股骨头缺血性坏死可以被认为是一种全身血管病变的局部表现。研究发现，74%的患者存在患髋周围血管病变，以及外周甲皱微循环异常。基于这一现象，无论术前还是术后，都应坚持对患者用中药进行全身治疗。根据中医临床辨证分型，采用以活血祛瘀、补益肝肾为主的药物调整血管机能。尤其是术后加用中药治疗，对股骨头的修复、功能恢复有良好促进作用。

樊粤光在深入研究股骨头缺血性坏死发病机制的基础上，不断探讨生脉成骨片等中成药治疗股骨头坏死的机理；同时，建立更完整和更准确的现代医学诊断、分期、分型、标准及中医分型标准；对于早中期患者，根据其病因、分型选择不同的中药进行治疗；而对中晚期患者则需要配合手术治疗，在向股骨头内提供充分血液循环的同时，提供生物力学支撑、改善股骨头形态。

樊粤光在袁浩的带领下，在解剖学研究的基础上创立多条血管束植入术。血管束来源于旋股外侧动静脉及其分支，包括阔筋膜张肌内的肌支。应用显微外科技术，可分离出长达9～12 cm的小血管3～5条。如此丰富及足够长度的血管，使血管植入技术发生质的变化——可将小血管汇合成2～3束通过多骨隧道植至股骨头软骨面下，改变以往由于血管数量太少、长度不足，仅用单条血管束植入股骨头远侧的状况。在保证血供

的前提下，配合松质骨或肌骨瓣植入，既可促进修复，又可防止或纠正股骨头塌陷。对于 IV 期、V 期、VI 期（Ficat 分期）患者，配合股骨头、臼的修整及成形术同样能避免或延迟人工关节置换术。手术前后的 X 线、ECT、CT、MRI、病理及股骨头测压、造影检查结果提示，多条血管植入术有以下几方面作用：①充分改善股骨头血液循环；②改善静脉回流；③降低骨内高压；④促进骨坏死修复。此技术丰富了股骨头坏死保髋治疗的方法。

四、临床与实验研究

临床上，中西药物介入治疗股骨头缺血性坏死的治疗作用如下：

（1）重新疏通已发生病变的股骨头内血管，改善静脉回流，降低骨内压，改善或恢复股骨头的血供。大剂量的有效药物直接灌注在局部血管，可以扩张血管、溶解血栓、防止凝集、恢复局部血供。

（2）改善或增加股骨头坏死区周围及髋部各组织的血液循环，为股骨头坏死区域提供良好血供的局部环境。髋部血管网络非常丰富，髂内、外血管及支配股骨头血供的主要血管间有大量吻合支。

（3）保护局部血管内皮，促进损伤血管内皮细胞的修复、再生及血管增生。介入药物不仅可以通过其解痉、溶栓、抗凝集作用保护血管内皮，还可以促进血管内皮细胞的修复、再生及血管增生。

实验研究发现，股骨头坏死是一个十分复杂的过程，在坏死骨的修复与重建的过程之中，血管与骨的新生是一个病理逆转的关键。而骨的新生又离不开血管的新生。目前探明的与血管新生相关的生长因子主要有碱性成纤维细胞生长因子（basic fibroblast growth factor，bFGF）、转化生长因子 β（transforming growth factor-beta，TGF-β）、血管内皮细胞生长因子（vascular endothelial growth factor，VEGF）等，但是只有 VEGF 特异性地作用于内皮细胞，才能促进其增殖和血管生成，并可增加血管通透性。实验研究中，在应用内毒素加激素造成股骨头缺血性坏死的模型组股骨头内可见骨小梁上空骨陷窝增多、形态稀疏碎裂、周沿的成骨细胞数量稀少、细胞核呈活性较差的长条状、血管数量少、结构有破坏迹象，随着时间的推移，上述情况逐渐加重。6 周时 VEGF mRNA 在血管壁周围的表达较强，这提示早期股骨头坏死部分自身有修复的反应与能力。但是随着时间推移，表达逐渐减弱。10 周时表达较低，14 周时又可见稍有修复，但仍然较正常组低。最近有学者进行 VEGF 基因治疗促进血管再生的研究，有望为肢体缺血性疾病的治疗提供新的方法。该研究结果提示，增加股骨头局部 VEGF 的表达可能有助于股骨头坏死的修复，或使用外源性 VEGF 治疗早期激素性股骨头坏死具有可行性。生脉成骨片通过促进血管内皮细胞生长因子的表达，促进血管内皮的增殖，从而促进血管生成。动物实验结果提示，生脉成骨片兔血清对 ECV304 细胞增殖无促进作用，低剂量生脉成骨片兔血清可促进 ECV304 细胞分泌 VEGF，这可能是生脉成骨片促进血管生成的主要作用机制之一。

五、"辨稳论治"的微观辨证理念

因为股骨头在微观结构上由密集的骨小梁组成，并且股骨头各部分（如前外侧柱）

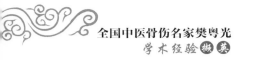
重要性不一，所以对"蚀"的微观情况进行细化评估，并构建股骨头坏死围塌陷期微观辨证论治体系，是中医理念下防治股骨头坏死的新思路。目前，股骨头坏死保髋疗效仍然不尽人意的根源在于传统中医宏观辨证对坏死股骨头内部的生物力学状况和塌陷相关生物力学的规律普遍存在认识盲区，应将能反映股骨头内生物力学状态和坏死预后的微观辨证指标（如现代影像检查技术和有限元分析）纳入现有分期体系中进行改良，探索其塌陷机制，评价其塌陷风险，归纳其塌陷类型，从而建立宏观和微观相结合的辨证论治体系。因此，樊粤光提出基于微观辨证改良股骨头坏死常用分期体系。从三维重建和有限元分析等微观辨证角度，进一步从坏死区形态和生物力学方面进行定量研究，探讨运用个体化三维有限元模型改良髓芯减压、打压植骨、腓骨支撑、空心加压螺钉内稳定保髋手术的指征和优化方案。利用现代影像技术和解剖知识认识股骨头坏死围塌陷期股骨头生物力学结构失稳的特点，在围塌陷期股骨头坏死的治疗中注重"辨稳论治"的微观辨证理念，可避免以往保髋治疗的误区。

围塌陷期股骨头生物力学结构的失稳状态，主要表现为骨性不稳、软骨下不稳、关节不稳。塌陷是股骨头坏死后必须考虑的转归，并且是选择治疗方案的关键参考点。股骨头坏死的自然病程是坏死—塌陷—骨关节炎，一旦发生塌陷，骨关节炎和关节置换将不可避免。预防、纠正塌陷及防止再塌陷能否成功直接关系到保存髋关节手术（简称"保髋"）治疗的近期与远期疗效。如果不发生塌陷，治疗将很简单，即使不做特殊治疗，也不会造成严重后果，甚至没有明显的临床表现；即使是大范围坏死，及早干预使其不发生塌陷也是有可能的。但塌陷机制尚未明确，保髋手术的指征也见仁见智，导致保髋疗效大相径庭。因此，股骨头坏死治疗是保髋治疗的重中之重。

1. 股骨头塌陷的"三部失效"塌陷机制（JIC 外侧柱分型）

股骨头坏死的正蛙位分型能反映股骨头前外侧柱的完整性和稳定性，分型标准为：①A 型，坏死区面积不大于 1/3 内侧负重面（髋臼外缘和泪点连线的中点垂线以外的区域）面积；② B 型，坏死区面积大于 1/3 且不大于 2/3 内侧负重面面积；③ C 型，坏死区面积大于 2/3 内侧负重面（坏死区域向外延伸不超过髋臼的外缘为 C_1 型，超过为 C_2 型）面积。A 型、B 型和 C_1 型股骨头前外侧柱的完整性和稳定性得以保持，而 C_2 型前外侧柱的完整性和稳定性遭受破坏。

"完整性"是指在正位和蛙位上坏死区的边缘都没有超过髋臼外缘的垂线，股骨头前外侧柱保留完整的正常骨质。"稳定性"是指前外侧柱残留的正常骨质的力学强度。但正蛙位分型不能全面地反映股骨头塌陷情况，结合围塌陷期股骨头失稳状态，股骨头塌陷分型包括：①包容型。坏死区被股骨头前外侧柱正常骨质所包容，在正位或蛙位 X线片上坏死区的边界不超过髋臼外缘的垂线，坏死区前外侧的边界呈封闭状态。②开放型。坏死区没有被股骨头前外侧柱正常骨质所包容，在正位或蛙位 X 线片上坏死区的边界超过髋臼外缘的垂线，坏死区的前外侧边界呈开放状态。③损毁型。通常是全头坏死和整个股骨头生物力学结构破坏。

股骨头前外侧柱是髋关节应力负荷集中的部位，股骨头坏死大部分发生在前外侧柱，该区塌陷的发生率远较其他部位的高，前外侧柱术后再塌陷也是保髋手术失败的主要原因。在塌陷早期，运用打压植骨和结构性植骨重建前外侧柱的完整性和稳定性，恢复股骨头的生物力学稳定，则术后坏死区修复的可能性较大。因此，评估前外侧柱的塌陷情况可为手术方式的选择提供依据。而且前外侧柱完整性和稳定性恢复得越好，则术后再塌陷的风险就越小，保髋手术的成功率就越高，即辨"前外侧柱"可知预后。"稳定"和"固定"是中医骨伤领域的两个重要概念，在临床中，大部分骨伤科疾病的诊断和治疗都是围绕病变部位的稳定而进行的，但这些概念并未在中医辨证论治体系中体现。因此，在"辨稳论治"的微观辨证理念指导下，根据股骨头前外侧柱的完整性和稳定性对股骨头塌陷进行分型，将股骨头失稳状态和塌陷风险的评价指标纳入股骨头坏死的辨证论治体系，这具有重要的临床指导意义。

因此，樊粤光团队率先提出股骨头坏死"三部失效"塌陷机制假说，即坏死区骨小梁的疲劳骨折、软骨下皮质骨壳的皱褶剥离和修复反应带的吸收沉降是塌陷的主要机制，并从生物力学、病理学和临床应用进行初步验证。

（1）坏死区骨小梁的疲劳骨折。坏死发生后坏死区内的有机成分（细胞和骨基质）死亡崩解，残留无机骨矿成分。这使坏死区内的骨重建能力丧失。但由于骨矿成分的存在，早期坏死区的结构力学性能并没有受到太大的破坏。随着日常活动载荷引起微损伤的累积，坏死区内无修复能力的骨小梁逐渐发生疲劳骨折。当这些微骨折累积并扩展时，一方面，引起更大范围的骨小梁骨折，出现肉眼可见的显性骨折；另一方面，由于骨小梁应力性损伤甚至断裂，传递来自股骨头表面载荷的能力降低甚至丧失，使其他结构承担更多的载荷（应力遮挡效应），并出现应力集中。当这样的病理载荷和应力集中反复作用且超过皮质骨壳的载荷极限时，导致皮质骨壳产生皱褶或剥离。与此同时，如果皮质骨壳的应力遮挡效应带来的好处不足以抵消残留的无修复能力的坏死骨小梁所承受的载荷，坏死骨小梁会继续"屈服"和"失效"，即骨小梁微骨折将继续扩大。

（2）软骨下皮质骨壳的皱褶和剥离。当坏死区骨小梁的微骨折累积并扩展时，一方面，引起坏死区出现肉眼可见的显性骨折；另一方面，由于应力遮挡效应，使软骨下皮质骨壳承担更多的载荷，并出现应力集中。当这样的病理载荷和应力集中反复作用，超过皮质骨壳的载荷极限时，还会导致皮质骨壳发生皱褶或剥离。这时根据破裂力学原理，应变能密度是一个很好的风险评价指标。

（3）修复反应带的吸收沉降。坏死发生后短时间内（2～3周），机体就在坏死区－活骨区边界启动修复反应，因此，这个区域又被称为修复反应带。随着新生血管的长入和活性细胞的导入，修复反应带启动骨重建进程。一方面，骨吸收增加；但另一方面，由于应力遮挡效应导致骨形成不足。这两方面作用导致修复反应带的局部结构完整性和强度都降低。在边界应力集中的损害下，该局部结构发生屈服和失效，即边界区发生骨折和层状压缩。层状压缩一方面造成坏死区整体性沉降，另一方面造成边界区硬化带形成。边界区骨折、坏死区整体性沉降和硬化带的形成意味着坏死区的被隔绝和修复反应的停滞。

理论上，上述3种机制之间互相竞争、启动塌陷进程，恶性循环加速塌陷进程，最终导致股骨头整体塌陷。但临床实践中更常见的是，坏死区骨小梁的疲劳骨折和软骨下皮质骨壳的皱褶剥离在早期出现，修复反应带的吸收沉降通常在疾病的中晚期才发生。本书虽然初步从生物力学和病理学两个方面进行了验证，但仍需要进一步深入研究和验证。

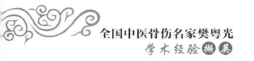

2. 基于"三部失效"塌陷机制学说的保髋新理念及其初步临床应用

对于基于三部失效塌陷机制，作者所在团队提出保髋新理念——"维稳修复"。"维稳"，即维持"三部"（坏死区、软骨下骨、修复反应带）稳定，在股骨头内部重建安全的承重结构和载荷传递通道，为坏死区的修复提供稳定的生物力学环境，使坏死区安全度过生物学修复过程。"修复"，即重建坏死区的血供通道，保障其修复持续和修复完全。维稳是修复的前提和保障，修复是维稳的最终目的，如此相辅相成才能最终有效防治塌陷，切实提高股骨头坏死围塌陷期的保髋疗效。

基于"三部失效"塌陷机制学说的保髋新式不但能重建股骨头前外侧柱的形态，还能重建有效的载荷传递通道，并具有全程生物力学稳定性，从而能够保障前外侧柱的生物学修复持续、完全，最终重建股骨头内部安全的承重结构，有效防治股骨头塌陷，但其中远期临床疗效和作用机制值得期待和深入研究。

六、传承与创新——有限元分析技术在研究股骨头坏死塌陷的新思路

目前，在股骨头塌陷的研究中运用有限元分析还存在以下局限性：①如前所述，目前对股骨头的塌陷多集中在应力分布［范式等效应力（Von mises stress）等效应力］，未能实现力学的塌陷。②目前的个体数字化的股骨头坏死三维有限元模型是基于患者已发病的影像资料，缺乏动态失衡分析，未能还原塌陷过程。而塌陷不是一个静止的状态，需要把发生前、发生时、发生后的状况综合起来，动态研究塌陷的全过程。③对股骨头微观结构的分析不够具体。事实上，股骨头是三维立体结构，其受力和应变在股骨头的各个分区都是有区别的。目前的不足之处是还没有通过有限元分析模型对前外侧柱进行验证。基于以上研究成果和推断，在中医微观辨证的指导下，樊粤光团队创立股骨头的"九分法"（股骨颈轴冠状面的内、中、外和矢状面的前、中、后），希望更加细微地探索股骨头各个分区（尤其是前外侧柱）的重要性。

七、小结

引起股骨头缺血性坏死的病因、病机十分复杂，须坚持中西医结合治疗的原则。术前、术后都坚持对患者用中药进行全身治疗。根据中医临床辨证分型，采用以活血祛瘀、补益肝肾为主的药物调整血管机能，尤其术后加用中药治疗，对股骨头结构的修复、功能的恢复有良好促进作用。同时，在深入研究股骨头坏死发病机制的基础上，不断探讨中药治疗股骨头缺血性坏死的机理，建立更完整、准确的现代医学诊断、分期、分型、标准及中医分型标准。通过多年的临床实践与科学研究，已取得较好的临床疗效与学术成就。

第三节 补肾法治疗骨质疏松性骨折

骨质疏松症是一种以骨量减少、骨小梁结构及数量改变，并伴随微损伤、微骨折发生可能性为特征的代谢紊乱性疾病。目前，骨质疏松症成为具有全球影响性的危害人类

健康的骨骼疾病。骨质疏松症在全球范围内有着接近2亿的患者，而且呈现不断增加的趋势。骨质疏松症的发病率位列常见疾病的第6位。骨质疏松在黄种人与白种人中尤其普遍。而随着医疗水平的进步、人口寿命的相对延长，骨质疏松症在发达国家更加常见。随着我国人口老龄化的进一步加重，骨质疏松患者也在不断地增加。

骨质疏松症最大的危害是骨折的发生。骨质疏松因骨强度、骨质量和骨密度降低，在跌倒或受到轻微暴力时就可能发生脆性骨折。骨折好发于股骨近端（髋部）、脊椎、桡骨远端和肱骨近端。据统计，全球每3 s就会发生1次骨质疏松性骨折。50岁以上的人群中，约1/3的女性和约1/5的男性将会发生1次骨质疏松性骨折。股骨近端骨折是其中社会危害和预后最严重的骨折。骨质疏松性骨折危害性大、治疗棘手、致残率和死亡率高，并且再次发生骨折的风险大。因此，对骨质疏松症和骨质疏松性骨折防治的研究具有重要的社会价值与临床意义，也一直是国内外研究的热点和难点。

一、病因病机

在中医学中，"肾主骨生髓"为理论基础，肾精亏损成为女子绝经后骨质疏松症的主要病因病机。明代医家张璐认为"腰肢萎弱，腰膝酸软，这总属肾虚"，这正与女子绝经后骨质疏松症的临床表现相符合。根据中医天癸理论，肾精盈亏对女子生理功能的调节起到主导作用。绝经期属天癸绝阶段，肾精亏损，骨髓缺少生化之源，骨骼濡养不足，导致骨质疏松。现代研究者认为，肾精亏虚是女子绝经后骨质疏松症的主要原因。现代研究还证实肾精亏虚患者其体内神经内分泌系统的功能发生明显改变，尤其是下丘脑及垂体所导致的生理功能改变。而肾虚证可分为肾阳虚和肾阴虚两种。中医根据辨证论治的观点，认为肾精亏虚者应该用滋补肝肾、强筋健骨法对其进行治疗，并在临床上取得良好疗效，在动物模型上也得到有效验证。

二、补肾法的临床运用与实验研究

中医学认为"肾主骨""生髓""肾藏精"，精生髓，髓养骨，骨生髓，聚髓为脑。《黄帝内经·素问·五脏生成篇》曰"肾之合骨也"，指出骨的生成、发育、强弱、盛衰均与肾有密切关系。肾气固秘、肾精充盈，则能充养骨髓。骨髓充盈，则骨骼坚固。若肾气亏虚，肾精不足，肾不能主骨，肾失濡养，则骨骼脆弱；临床上易导致腰背痛，全身骨骼疼痛，腰膝酸软，乏力，甚至发生骨折。补肾法是中医临床上常用的治疗方法，在中医理论中占有重要地位。几千年的临床实践也肯定了其"强骨""生髓"的治疗作用。但"补肾"之"补"的机理目前尚未明确，它的作用非常广泛，对中胚层来源的骨、软骨、肌等的损伤均具有明显的促进修复作用。

在对骨与关节疾病的研究中发现，形成骨与关节的细胞系是在胚胎间充质干细胞群所营造的胚基基础上生长、发育而成的。当肢体发育趋于终结时，这些源于胚胎间充质并分化成熟的细胞系，参与各自器官组织的改建和塑建过程。同时，部分来源于胚胎间充质的干细胞仍保留多方向、多功能的分化性质，存在于骨髓、骨膜、血管、疏松结缔组织等"储存池"中，充当组织损伤后修复的重要角色。

对照补肾法的作用途径和间充质干细胞的主要生理作用，可以发现，补肾之法对中

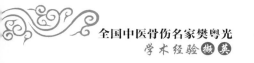

胚层来源组织的广泛促修复作用与间充质干细胞的正常生理分化所带来的生理作用相似。只有把补肾法同间充质干细胞源性细胞联系起来才能更好地解释为什么补肾之法能够对几乎所有中胚层来源的组织细胞有如此广泛的促修复作用。

樊粤光通过实验研究发现，补肾中药中有5种有代表性的中药——淫羊藿、巴戟天、杜仲、补骨脂、肉苁蓉。淫羊藿有温肾壮阳、强筋骨、驱风湿的作用，用于治疗肢体麻木拘挛等，是临床上治疗老年人退行性骨关节炎的常用药物。巴戟天为茜草科植物巴戟天的根，具有补肾阳、强筋骨、祛风湿之功效。补骨脂，性大温，味苦辛，归脾经、肾经，具有补肾壮阳、固精缩尿、温脾止泻的功效。杜仲，性温，味甘微辛，入肝经、肾经。《神农本草经》列其为上品，谓其"主治腰膝痛，补中，益精气，坚筋骨，强志，除阴下痒湿，小便余沥。久服，轻身耐老"。肉苁蓉，性温，味甘、咸，归肾经、大肠经；为补肾壮阳、润肠通便之要药，始载于《神农本草经》，被列为上品，有补肾阳、益精血、润肠、通便之功效；主治阳痿、不孕、腰膝酸软、筋骨无力，肠燥便秘等，是临床常用中药之一，有"沙漠人参"的美誉。《本草汇言》载"肉苁蓉，养命门，滋肾气，补精血之药也"。《本草经疏》载"滋肾补精血之要药，久服则肥健而轻身"。《玉楸药解》载"肉苁蓉，暖腰膝，健骨肉滋肾肝精血，润肠胃结燥，悦色延年"。

淫羊藿、巴戟天、杜仲、补骨脂、肉苁蓉同属于中药学中补虚药的补阳药，以辛、甘、温为主要性味，功效中主要强调了补肾阳、益精血、强筋骨。在药理上它们的共同特点是能明显增强人体的各种抗性，如抗疲劳、抗心律失常、抗缺氧、抗应激等。补肾法在临床上被广泛应用于治疗骨折、骨关节炎、骨质疏松症等骨科常见疾患。

补肾中药对骨髓间充质干细胞具有明显的促进增殖的作用。其作用机理可能为：①通过补肾药物的化学成分直接促进骨髓间充质干细胞的增殖。②通过补肾药物形成的次生代谢激素来对骨髓间充质干细胞的增殖起间接作用。5种骨科临床常用的补肾中药——淫羊藿、巴戟天、杜仲、补骨脂、肉苁蓉均对骨髓间充质干细胞的增殖有一定的促进作用。因为5种补肾中药的药效成分不可能一致，所以补肾中药起补肾作用的机理主要是通过对机体整体的调节而产生的内源性代谢激素而发挥作用。

三、骨质疏松肾虚型骨折应力机制研究

预防和干预骨折断裂的产生和发展，是骨质疏松研究重要的也是最终的目的。骨质疏松症可被分为原发性骨质疏松症和继发性骨质疏松症，以原发性居多。其发生原因与年龄、雌性激素、饮食及生活环境等因素相关。近十几年来，很多学者从整体组织细胞、分子水平和激素水平对骨质疏松症做了大量研究。然而，骨质疏松性骨折是一种生物材料的力学改变过程，单纯的病理生理研究并不能确切解释和替代生物力学机制的变化与影响。因此，除了组织学及代谢学等方面的观察，更需要从生物力学角度去对骨质疏松性骨折的应力改变机制进行深入分析和研究。

补肾法是否通过对骨微观结构的干预在骨质疏松性骨折力学防治机制上发挥重要作用，具体作用机理是什么，尚缺乏直接证据及报道。骨质疏松性骨折存在着微骨折裂纹扩展到骨折断裂的完整的动态进程及断裂力学机制演进，基于传统影像扫描、组织学观

察等静态观测手段结合生物力学实验的研究并不能真实和直接地反映干预措施在该病理过程中的力学作用机制和原理。受研究理论和实验方法的限制，骨质疏松性骨折防治的断裂力学机制研究进展缓慢，极大地限制了关于补肾法等干预手段防治骨质疏松性骨折作用机制研究的深入及该疗法临床效果的提升。因此，随着科技的发展，引入新的研究理论和实验方法势在必行。

　　骨密度是目前骨质疏松症临床诊断的主要指标。骨密度反映的是骨矿物质含量的整体数值，而骨小梁结构是影响骨质量的决定性因素。目前，对于骨质疏松性骨折发生机制的研究，更多的集中于骨本身的骨密度、骨质量和骨强度；认为骨密度的下降、骨小梁结构的变化导致骨微结构的变化，继而出现骨微损伤、微骨折，乃至明显断裂骨折。林梓凌等通过有限元模型与临床验证，认为骨密度与髋部骨质疏松性骨折应力机制密切相关。徐浩煌通过研究也指出区域骨密度差异是骨质疏松骨折发生部位的重要影响因素。

　　为了更好地预测骨质疏松性骨折的发生，学者提出骨强度的概念，即骨强度（或骨量）等于骨密度加上骨质量。樊粤光认为，骨强度越低越容易发生骨折，而骨小梁的损伤和修复是骨更新和适应外界力学环境变化的重要环节，因此，研究的重点从以往的骨密度与骨折的相关性研究转移至骨质量和骨强度上。他同时提出，骨密度、骨小梁及骨微结构与骨所受应力应变机制密切相关。随着国内外学者对骨质疏松性骨小梁损伤应力逐渐深入研究，骨质疏松骨折应力、应变机制的研究越来越受重视。

　　骨骼是一种生物固体材料，骨折断裂机制研究同样属于固体力学的范畴。因此，裂纹扩展及材料断裂力学是骨质疏松性骨折断裂机制研究必不可少的重要组成部分。骨质疏松使骨的脆性增加，大大增加骨折的发生率。骨质疏松的骨小梁裂纹扩展演变过程大致为：在骨小梁排列稀疏及应力减少等损伤积累阶段，骨小梁中的板层骨及胶原纤维变形，横向纤维方向改变，骨小梁之间交接处萌生初始裂纹，黏合线分离。随着疲劳负荷的继续加载，裂纹扩展、增宽，主裂纹形成，板层骨黏合线广泛分离。脆性骨折过程为：骨小梁微损伤—骨小梁微骨折—裂纹扩展—骨折断裂。而骨微损伤主要包括线性微破裂和弥散性微损伤两种类型，以线性微破裂较为常见。微破裂主要指骨横断面上轮廓锐利、$50 \sim 100 \ \mu m$ 的细小破裂。微骨折是指骨小梁出现轻微的断裂，程度较轻、断裂范围不大，常规检查方式不具有敏感性。因此，裂纹扩展是骨微损伤、微骨折发展到整体断裂骨折的关键进程。

　　有限元分析（finite element method，FEM）是一种在 20 世纪 50 年代末至 60 年代初兴起的应用数学、现代力学和计算机科学相互渗透、综合利用的边缘科学。在生物力学领域，有限元分析是仿真人体结构力学功能的有效实验手段，通过建立人体有限元模型，赋予模型材料力学性质并合理模拟在体条件，可以有效地对人体结构的应力或应变、模态分析（modal analysis）、外部冲击响应疲劳等进行分析。有限元分析具有传统组织学及生物力学实验不能比拟的优势，极大地便利了股骨近端骨折力学机制的研究并促进该方面研究的发展。然而，目前运用的有限元研究法，对骨折发生机制的分析主要通过计算骨质受力分布（范式等效应力），并结合骨折失效的准则来进行，但判断的依据仅限于骨折失效的起始点，不能完全反映骨折断裂的实际情况。因为研究技术的限

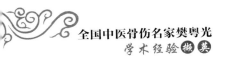

制，只能建立完整的股骨模型，研究结果也只能反映大体的应力集中，所以详细、准确的应力分布尚未明确，也不能反映骨折断裂的动态过程及应力机制。

连续断裂力学（continuum damage mechanics，CDM）是基于现代连续介质力学的理论，可直接分析构件的受力和破坏过程，是工程力学领域关注的热点。连续断裂力学理论通过引入损伤变量很好地解决了传统有限元分析损伤过程中裂纹不连续的问题。鉴于断裂力学有限元分析的实验方法能多维度、完整地观察股骨近端骨折断裂的整个过程，动态记录与分析各项力学参数的变化与结果，因此，若将其引入及应用，这将为骨科生物力学研究，特别是对骨质疏松性骨折的断裂力学机制的研究）带来新的思路。

通过建立基于断裂力学的鼠股骨近端骨质疏松性骨折有限元模型，研究骨质疏松防治过程中不同时间节点大鼠股骨近端裂纹扩展的相关参数及力学机制变化规律，分析补肾法干预对裂纹扩展进程的影响并讨论其力学机制，可为更深入地探讨和揭示骨质疏松性骨折的断裂与干预力学机制、优化防治方案与评估断裂风险研究提供实验基础，并能指导临床治疗及提高骨质疏松防治疗效。

第四章　樊粤光学术成就与经验

第一节　广东省关节镜技术先驱

　　樊粤光是我国卫生部公派访问学者，于 1988—1990 年在美国伊利诺伊大学医学院学习骨科现代技术。1990 年，他从美国学习回国后，在广州中医药大学第一附属医院引进美国的先进技术，购买了广东省第一台关节镜设备，并率先在广东省内开展关节镜技术。1992 年，樊粤光开展该院首例关节镜手术，给一位膝关节类风湿性关节炎患者进行关节镜下滑膜清理手术（图 4 - 1），由此开创该院关节镜手术技术的先河，为后来该院腔镜技术的成长和提高起到关键作用。樊粤光进行近 30 年的关节镜手术操作，积累了丰富的临床经验，培养了众多的关节镜专科医师。

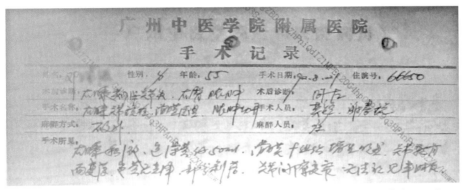

图 4 - 1　樊粤光于 1992 年 8 月 21 日给患者进行关节镜下右膝关节滑膜清理手术，
为该院首例关节镜手术

一、学习过程

　　樊粤光强调关节镜的学习需要循序渐进，不能一蹴而就，需要遵循观摩—学习—实践三个步骤：①观看关节镜器械的组成，观察术者如何操作关节镜，进一步学习关节镜的原理及关节镜三角操作技术；②掌握了这些基本知识之后，最好能够进行模拟练习，掌握关节镜下操作；③实际操作关节镜。樊粤光不建议直接操作关节镜，一是由于不熟悉，会给患者带来创伤；二是容易损坏关节镜。

二、疾病范围

　　经过近 30 年的临床操作，关节镜已广泛用于各种关节疾患的治疗。樊粤光认为，

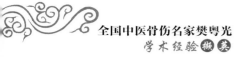
关节镜手术是微创手术，通过较小的切口在镜下进行操作，可以直观地看清楚关节部位的病损，同时对病损进行治疗。因此，关节镜既是诊断手段，又是治疗手段。关节镜可以用于肩关节、肘关节、腕关节、髋关节、膝关节、踝关节等多关节疾病的诊治，不管是感染性的、炎症性的，还是创伤导致的关节疾患，均可以使用关节镜治疗。但他认为，关节镜主要还是用于关节运动损伤的治疗（图4-2和图4-3）。

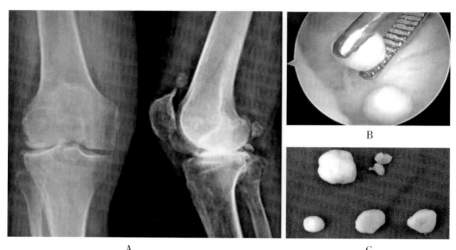

A：术膝关节 X 线片，关节内出现游离高密度影；B：关节镜下的滑膜软骨瘤；
C：从关节腔取出的滑膜软骨瘤，肉眼观。

图4-2　关节镜下取出关节内游离体（滑膜软骨瘤）

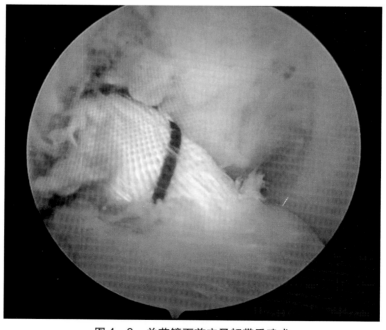

图4-3　关节镜下前交叉韧带重建术

第二节 创立骨关节炎专方——关节康片

关节康片是广州中医药大学第一附属医院治疗骨关节炎疾患的名方（专科药物），该药由樊粤光融汇古籍经典及自身学术经验研发而成，在多年临床应用中取得良好效果。

现代医学对骨关节炎的确切发病机理尚未明确。大部分学者认为，各种原因造成软骨细胞和软骨基质异常，使软骨细胞形态和功能异常并伴随软骨基质的合成和分解代谢失调，导致关节软骨受到破坏，最终引起骨关节炎。

中医学认为，骨关节炎属于"骨痹"范畴。《黄帝内经·素问》指出"病在骨，骨重不可举，骨髓酸痛，寒气至，名曰骨痹"。《黄帝内经·素问》曰"男子七八，肝气衰，筋不能动"。《景岳全书》曰"痹者，闭也，以气血为邪所闭，不得通行而病也"。骨痹常见于中老年患者。中老年人肾之精气逐渐亏虚，易使关节、骨骼失养，关节复感寒湿邪气或跌扑劳损，以致关节疼痛不适。《黄帝内经·素问·宣明五气篇》云："五劳所伤，久视伤血，久卧伤气，久坐伤肉，久立伤骨，久行伤筋。"人到中年以后，长期的操劳和姿势性职业性损伤在所难免，劳损的结果是关节局部气血运行不畅、气血虚少、功能障碍、筋骨退变。

骨痹的发生与肝肾亏虚、感受风寒湿邪和跌扑劳损相关。肾主骨，生髓，肾气充足则骨骼强健，可耐受一般的损伤，抗御外邪；肝藏血，主筋，肝血足则筋脉强劲，可约束诸骨，避免过度劳损。人至中年后，肝肾渐亏，筋骨失养，不荣则痛，故肝肾亏虚，易发为骨痹。

骨痹病属于本虚标实，肝肾亏虚是本病发病基础，风寒湿邪侵袭及跌扑劳损为发病诱因，从而使气血瘀滞、经脉痹阻、气血运行不畅，遂致关节疼痛、肿胀。治疗本病，关键在于扶本治标，治当补益肝肾、活血化瘀以扶正祛邪、标本兼顾。

基于上述理论，樊粤光强调补肾活血的治疗原则，经临床长期应用，提出关节康片的药物组成，经过一系列的药理、药动及剂型研究，成功研制了治疗骨痹的专科药物——关节康片。该药物适合用于早中期骨关节炎患者，取得良好的临床疗效。

关节康片选用补肾壮骨、活血化瘀的中药，组方含有熟地黄、补骨脂、杜仲（盐炙）、枸杞子、丹参、红花、独活、木香、牛膝等。方中熟地黄性微温、味甘，具滋阴养血、补精益髓之效；补骨脂性大温，是补肾壮阳之要药；两药配伍，一阴一阳，阴阳互根互用，为君药。臣以杜仲补肝肾之阳而强筋骨，枸杞子滋补肝肾之阴，丹参和红花活血养血，木香行气止痛，牛膝补肝肾且引血下行。诸药合用，补肾以固本，活血以治标，血行则瘀化，瘀化则关节不痛不肿。全方补中有行，共达补肾壮骨、活血止痛之效。

现代医学研究结果表明，补肾活血药物可以促进气血流通，改善局部血液循环，从而改善骨内微循环，降低骨内压，促进炎症吸收，缓解或消除症状；疏通筋络，缓解肌肉痉挛及挛缩，松解组织粘连，以达到消除疼痛，改善和恢复膝关节活动的功能。

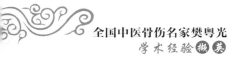
现代医学对骨关节炎的治疗方法主要有物理治疗、药物治疗、手术治疗、组织工程学治疗、基因治疗及细胞因子治疗等。尽管目前的治疗方法繁多，手段各异，其目的都是试图通过各种途径保护软骨细胞，纠正软骨基质的合成和分解代谢失衡，延缓关节退变进展，避免或延缓因关节功能的丧失而最终行关节置换手术。然而上述治疗方法大多花费较高，而且伴随较多的毒副作用或外科操作的相关并发症。

以关节康片为代表的中医药，在防治骨关节炎疾患中，因无明显毒副作用，且费用经济、疗效确切，被越来越多的患者所采纳。

第三节　膝骨关节炎阶梯治疗

膝骨关节炎的全球发病率为3.8%，进展到晚期时具有较高的致残率，给全球带来巨大的经济和社会负担。在中国，随着人口老龄化进展，在50岁以上的人群中，膝骨关节炎的发病率成几何倍数增加，膝骨关节炎的治疗面临巨大的挑战。如何未病先防，如何系统、合理地治疗膝骨关节炎一直是临床骨科医师关注的问题。膝骨关节炎的中医病名为"痹证""骨痹"，长期以来以保守治疗为主，樊粤光在中医药治疗方面积累了多种方法和丰富经验，在临床有着良好的口碑。他在广州中医药大学第一附属医院率先开展膝骨关节炎的多种治疗，逐渐形成中西医结合并重的、由保守到手术的阶梯治疗体系。对于早中期膝骨关节炎，他主张保守治疗，认为膝骨关节炎的核心病机是肾虚血瘀，治疗上强调补肾活血，自创中成药关节康片。他也重视疏经通络的作用，配合小针刀和理伤手法，对症状严重者加用西药治疗。对于中晚期膝骨关节炎，保守治疗无效时，遵循各种术式的适应证，形成个体化、阶梯化的手术方案，可选取关节镜、胫骨高位截骨术、单髁膝关节置换术或全膝关节置换术等手术方法。

一、病因病机

《张氏医通·膝痛》曰："膝为筋之府……膝痛无有不因肝肾虚者，虚则风寒湿袭之。"《证治准绳》曰："（膝痛）有风，有寒，有闪挫，有瘀血，有痰积，皆标也，肾虚其本也。"樊粤光也认为，本病具有本虚标实的特点。肝主筋，肾主骨。中年以后，肝肾渐亏，筋骨失养，这是本虚。慢性劳损、筋骨受损或风寒湿邪侵袭及跌扑扭伤，从而使气血瘀滞，经脉痹阻，气血运行不畅，是为标实，表现为"不通则痛"，出现膝关节肿胀疼痛，活动不利。随着年龄的增长，肝肾气衰，加之长期关节活动和不正确的锻炼方法，关节周围的组织包括关节囊、肌腱、韧带等加速退化，肾虚精亏不足以濡养，发展为膝骨关节炎。临床病证也往往虚实夹杂，虚可致瘀，久瘀致虚，互为因果。需要运用整体观念，标本兼治，从而对疾病进行全面把控。

从现代医学的角度看，免疫系统的下降，下丘脑－垂体系统的结构和功能存在异常，引发连锁反应。例如，氧自由基代谢紊乱，关节软骨受到破坏；微量元素下降和酶的活性变化，加重关节炎发展；性激素水平下降，软骨保护机制下降等。同时，樊粤光认可微循环障碍——骨内静脉瘀滞的血流动力学异常引起骨内高压也可能是发病原因之一。基于上述这些理论依据，他认为肾虚血瘀是本病的核心病机，因此，他强调补肾活血为主的治疗方法，急性期症状严重时可加用非甾体消炎药、关节腔内注射曲安奈德等西医治疗方案。

《黄帝内经·素问·脉要精微论》云："夫膝者筋之府，屈伸不能，行则偻附，筋将惫矣。"《黄帝内经·灵枢·经脉》云："骨为干，脉为营，筋为刚。"将膝骨关节炎引起的膝痛与筋联系在一起具有理论依据。膝为筋之府，而且膝部经筋具有"结"与"聚"的解剖学特点，膝关节周围的经筋的结聚、挛缩，反过来又阻碍膝周气血运行。从现代医学来看，这些结聚点的解剖学基础正是肌肉和韧带等软组织的附着处，而且软组织的痉挛和附着处的无菌性炎症会刺激神经末梢，加重疼痛和痉挛；下肢力线的异常，生物力学的失衡也是膝骨关节炎发生的原因之一。因此，樊粤光在临床后期治疗中也重视疏经通络的作用，善用独活、羌活、全蝎、蜈蚣等中药。对于压痛点明显、"伤筋"也明显的患者，可选用小针刀结合手法点穴的理筋手法。它的作用机制是通过分离和松解软组织，阻断神经刺激，促进血液循环，矫正生物力线，恢复力学平衡。

二、治疗理念与时俱进，形成个体化、阶梯化的手术方案

1. 关节镜治疗

樊粤光是广州中医药大学附属第一医院最早开展关节镜技术的专家，他认为关节镜对诊断、治疗膝骨关节炎有重要作用。临床中不少症状相仿的疾病（如髌下脂肪垫挤夹综合征、半月板损伤等）会被误诊为膝骨关节炎，但通过关节镜可以明确诊断。1992 年，樊粤光率先在关节镜技术下运用关节打磨清理的方法治疗退行性膝关节病，术后效果良好。但在临床随访时发现，随着时间的推移，症状会复发，因为关节镜下刨削只是暂时阻断刺激因素，并未纠正核心的病理机制。因此，他认为关节镜技术只适合早中期的膝关节退变合并半月板损伤且保守治疗无效，关节负重力线未发生改变，关节活动正常的病例。另外，对于肾虚血瘀证候明显的患者，在关节镜技术的基础上，服用关节康片，临床治疗效果更佳。

2. 胫骨高位截骨术

樊粤光早在 1997 年就开展胫骨高位截骨术治疗膝骨关节炎，取得满意疗效。当时手术步骤还包括截断腓骨近端。他认为，该手术矫正了下肢力线，使负重面平衡，同时有效地降低了骨内高压，减缓了胫骨髓内静脉瘀滞，从而缓解症状。他认为，该手术适用于退行性膝关节病伴膝关节内、外翻畸形的病例，即 X 线片提示关节间隙一侧明显变窄，而另一侧大致正常，且术前膝关节活动度大于 90°者。目前更精准的观点表述是高位胫骨截骨术纠正关节外畸形的内翻畸形。此外，对年高体衰或经济条件不允许者，这也不失为一种简单有效的治疗方法。针对下肢力线畸形、对线不良、症状进行性加重、关节畸形主要来源于关节外的患者，胫骨高位截骨术可以发挥其纠正彻底、快速康复、价格相对低廉的优势。

3. 单髁膝关节置换术

对于单间室病变出现 bone-on-bone 的前内侧骨关节炎的病例，如果前交叉韧带是功能良好的，而且术前膝关节侧方畸形和屈曲挛缩畸形在可纠正范围内，樊粤光首选行内

侧活动平台单髁膝关节置换术（图4-4）。它主要纠正的是由于软骨磨损导致软骨厚度丢失而形成的膝关节内的内翻畸形（可矫正的内翻畸形）。樊粤光认为，传统观点中单髁膝关节置换术的禁忌证、膝前痛、髌骨关节炎（外侧髌骨关节炎伴骨丢失、沟槽和半脱位者除外）均不应作为内侧活动平台牛津单髁膝关节置换术的禁忌证。对于内侧间室软骨部分丢失者，则不建议进行内侧活动平台牛津单髁膝关节置换术。在临床实践中单髁关节置换术以其优良的特点较大程度地减少对患者的手术创伤，加快术后康复，节省医疗支出和减少并发症的发生。

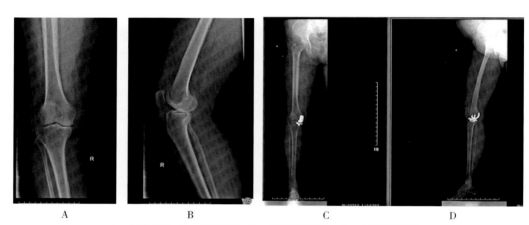

A：术前正位；B：术前侧位；C：术后下肢正位；D：术后下肢侧位。

图4-4　牛津膝关节内侧单髁膝关节置换术

4. 全膝关节置换术

如果是膝关节内外侧间室都出现病变，交叉韧带功能不佳的膝骨关节炎病例，特别是膝关节已发生损毁，下肢力线已发生严重改变或关节活动严重障碍的晚期骨关节炎病例，则需要选择全膝关节置换术（图4-5）。早在20世纪90年代末，樊粤光率先在广东省内开展此类手术。全膝关节置换术能通过正确的截骨技术和软组织平衡充分解决膝关节严重病变问题，系统、快速地重建膝关节的功能。他不建议对患者疼痛症状明显而膝关节未发生损毁、下肢力线未发生严重改变的病例行全膝关节置换术。

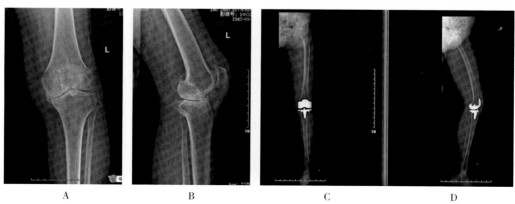

A：术前正位；B：术前侧位；C：术后下肢正位；D：术后下肢侧位。

图4-5　全膝关节置换术

阶梯治疗本质上是中医辨证论治的体现。各种治疗方法综合运用，因人、因时、因地而采用，提高辨证论治的针对性。樊粤光认为，阶梯治疗在临床上就是准确评估患者病情，严格把握各种治疗方法的适应证，从而扬长避短，实现个体化评估患者病情及制订治疗方案。同时，将中医辨证与西医辨病相结合，不断探索辨证论治与辨病论治相结合的新模式，实践膝骨关节炎的阶梯治疗思路。樊粤光对新的手术技术和新的研究观点保持开放态度，如新兴的机器人辅助关节置换技术，或涉及交叉学科的计算机生物力学研究手术方式等。因此，整理膝骨关节炎阶梯治疗的学术思想既顺应时代潮流，也总结、继承和发扬中医药在骨伤科疾病的优势。除了对患者病情的把握医疗技术的掌握，中医骨伤的十六字治疗原则中的"动静结合，医患合作"也是樊粤光所强调的。围手术期的康复管理使患者共同参与医疗决策，可以提升患者的满意度，使膝骨关节炎的治疗更加有效。

第四节　股骨头坏死的保髋经验

一、股骨头坏死的流行病学及其危害性

股骨头坏死（osteonecrosis of the femoral head）是一种容易导致股骨头塌陷和髋关节功能障碍的严重致残性疾病，近年来发病率有增高的趋势，发病年龄平均 36 岁；以美国为例，每年新增股骨头坏死患者 1 万～2 万人，占全髋置换手术的 5%～18%，我国缺乏全国的流行病学报道，但是以我国更大的人口基数推测，该病在我国的危害性更大。据不完全统计，我国股骨头坏死患者有 750 万～1 000 万人，每年新增病例 30 万例。因其早期防治困难、致残率高、花费巨大，股骨头坏死被人们称为"不死的癌症"，越来越受到重视。

二、塌陷是股骨头坏死治疗的核心问题

股骨头坏死在临床上分为创伤性和非创伤性两大类，创伤因素以股骨颈骨折及髋关节脱位较常见；非创伤因素主要有长期应用激素和酗酒等，其发病机制尚不明确，且缺乏切实有效的早期防治方法。股骨头坏死遵循坏死—修复—塌陷—骨关节炎的病理过程，塌陷与否是疾病性质转归的关键。而且股骨头坏死的塌陷率非常高，约 80% 未经治疗的病例在 1～4 年会发生塌陷。一旦塌陷，将导致股骨头负重区软骨不可逆地受到损害，骨关节炎将不可避免，从而引起关节病变，患者致残，不得不进行人工关节置换。研究结果显示，约 87% 的病例从塌陷开始到需要行全髋置换的间隔仅为 2 年。因此，塌陷是股骨头坏死整个疾病进程中关键的一环，塌陷的防治是该病治疗成败的核心问题和有待突破的难点。

通过股骨头坏死自然病史的观察和保髋病例的临床随访，塌陷是整个疾病转归的分水岭和关键节点，也是保髋成败的核心问题及尚未解决的难题。因此，如果想要获得良好的保髋疗效，就必须攻克塌陷防治这个难关。

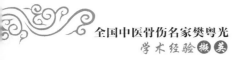
三、塌陷的研究

在知识结构上引入有限元分析以消除临床研究人员的生物力学短板，使之能够自主运用生物力学的原理来认识股骨头坏死塌陷的机制，改良和革新股骨头坏死的保髋手术技术和手术方式，研发出专属的手术器械以保障手术的精准实施。在方法论上引入中医的微观辨证，开展生物力学研究和采用现代影像学检查技术（如 CT 和 MR）。在继承传统中医宏观辨证论治股骨头坏死的基础上，通过微观对股骨头坏死进行辨证论治。

1. 有限元分析和微观辨证理念

股骨头坏死的塌陷是生物学和生物力学共同参与的进程，单纯的生物学或生物力学研究并不能解决塌陷问题，必须将两者结合起来。基于这一认识，樊粤光关注生物力学在塌陷预测和保髋治疗中的地位和作用，筹建了数字骨科和生物力学实验室，并希望通过这些研究指导临床治疗，提高保髋疗效。

（1）有限元分析的作用。生物力学研究手段主要有理论研究、实验研究和数值模拟。①理论研究是基础，对另外 2 种生物力学研究手段有指导意义。②实验研究主要是各种材料学测试和研究，是传统和经典手段，对于数字模型验证必不可少。但局限较多，难以广泛开展和有效重复。③数值模拟主要是通过计算机和有关生物力学软件建立数字力学模型来进行模拟和研究，有望解决实验手段所不能解决的难题，前景广阔，是目前的研究热点。

因此，要提高整体保髋疗效，就不能墨守成规。除了开展符合循证医学要求的临床研究，还要以新的理念和新的技术来武装股骨头坏死的研究手段。而这一新式武器就是由数值模拟衍生出来的计算生物力学。它是以传统的力学理论为基础，应用数值分析手段进行线性和非线性的应力和应变分析，探索研究对象的生物力学规律。代表性的数值模拟技术为有限元分析。自 20 世纪 80 年代早期，有限元分析应用于股骨头坏死的生物力学研究，在探索塌陷机制、预测塌陷风险和优化保髋方案等方面进行大量的研究，取得巨大的进步，展现诱人的前景，有望成为分析塌陷风险和指导保髋治疗的有效工具。

（2）微观辨证理念。千百年来中医学一直运用"望、闻、问、切"这种直观范围内的宏观辨证论治体系。然而，囿于当时历史条件的局限性，这种传统的"有诸内必形诸外"的诊疗法不够全面——人体感官的直接观察毕竟有其限度。现代科技为中医学的发展提供了先进的检测手段。对于不能直接观察到的各个微观层次，可以借助于先进仪器观察到，并以此弥补宏观观察的不足，再以此为基础进行辨证施治，此乃"微观辨证"产生的背景。

1986 年，院士沈自尹首次提出"微观辨证"的概念。他认为，微观辨证是在临床收集辨证素材过程中引进现代科学，特别是现代医学的先进技术，它们擅长在较深入的层次上微观地反映机体的结构、代谢和功能特点的优势，更完整、更准确、更本质地阐明证的物质基础，从而为辨证微观化奠定基础。其内涵包括 4 个层次：①辨证素材来源于现代诊察技术；②是宏观辨证的发展和补充，无法脱离宏观辨证而存在；③其主要目的是阐明证的物质基础和产生机制；④其最终目标是建立证的微观标准。

中医说的"微观"观点相对于宏观诊察手段"望闻问切"而言，指除常规四诊获

取的信息外的通过现代诊察手段所获得的诊断信息；而"微观辨证"将"宏观四诊"结合"影像、内镜、病理和实验室检查等现代诊断手段"，是变"四诊合参"为"望、闻、问、切、检"的"五字诊察"模式。这一模式在临床上已经运用并逐渐深化，如脑血管疾病、慢性萎缩性胃炎和类风湿性关节炎等疾病的临床应用。

微观辨证理念的形成和发展的最终目的是要实现"辨证微观化"，切实提高疗效。为了达到这个目的，它强调特定病证的微观辨证必须有其独特的证型分类和论治方案，只有如此，该病证的微观辨证论治体系才有临床意义和生命力。

基于上述认识，樊粤光认为，把"计算生物力学原理"引入股骨头坏死的基础和临床研究，是理所当然的事情，微观辨证理念为计算生物力学原理的引入提供了研究方法学上的依据，并有望从根本上解决股骨头坏死的塌陷防治难题。

为了实现辨证论治的目标，基于微观辨证理念，运用以有限元分析为代表的计算生物力学原理，构建股骨头坏死的微观辨塌论治体系。通过手术导航模板的开发，将研究成果转化为临床直接可用的治疗手段，实现保髋手术的微创化、精准化和便利化，为坏死股骨头的生物学修复提供稳定的生物力学环境。与此同时，在改良股骨头坏死分期和分型的基础上，继承股骨头坏死传统宏观辨证论治体系，并将两者融合为一体，创建股骨头双侧坏死融合辨治体系，以发挥各自的优势，从中西结合、宏观和微观兼顾、生物学修复和生物力学稳定并重等多个维度解决塌陷防治难题，实现更好（疗效更好）、更快（疗程更短）和微创（减少创伤）的治疗目标，从而提高中远期保髋疗效。

2. 分型研究

（1）根据股骨头应力和坏死区域分布特点进行分型（图4-6）。股骨头前外侧部在股骨头坏死预后和保髋治疗中具有重要的地位和作用。正位分型可以较好地反映股骨头顶、外侧负重区的坏死范围和塌陷程度，但由于体位遮挡，对股骨头前外侧负重区变化不能分辨。在应用正位分型时该法在部分病例中存在缺陷，即部分股骨头前外侧部塌陷风险或者塌陷程度更高的病例不能被正位分型有效检出。

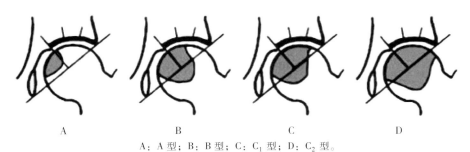

A：A 型；B：B 型；C：C_1 型；D：C_2 型。

图4-6　股骨头坏死的正位分型

（2）蛙位分型可以更好地反映股骨头前外侧部的坏死范围和塌陷程度，减少观察盲区，其分型标准同正位分型：①A 型指坏死区面积不大于 1/3 内侧负重面；② B 型指坏死区面积大于 1/3 且不大于 2/3 内侧负重面；③ C 型指坏死区面积大于 2/3 内侧负重面，其中，C_2 型坏死区域向外延伸超过髋臼的外缘，C_1 型则不超过。负重面是髋臼外缘和泪点连线中点垂线以外的区域（图 4-7）。

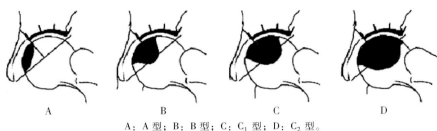

A：A型；B：B型；C：C₁型；D：C₂型。

图4-7 股骨头坏死的蛙位分型

（3）改良正位分型。Sugano 等还有一个局限性，就是没有明确描述是如何进行髋臼负重面眉弓的划分——是垂直方向还是直径方向？这给临床应用造成不便。为了快速准确地判断坏死的范围，基于 MRI T_1WI 中央冠状位的改良正位分型，明确规定了以直径方向为分型界线（图4-8）。

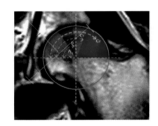 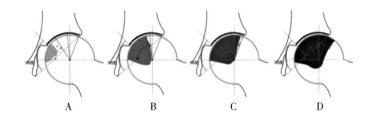

A：A型；B：B型；C：C₁型；D：C₂型。

图4-8 基于 MRI T_1WI 中轴冠状位的改良正位分型

3. 临床意义

蛙位分型是通过坏死区域的位置和范围来划分的，级别越高，其坏死范围越大，坏死区域越靠近前外柱负重区，塌陷和再塌陷的风险也越高。因此，结合两者，可以大致判断股骨头前外侧柱的受累状况、塌陷风险和程度，减少观察盲区，进而初步判断预后和评价保髋疗效。临床上可以通过图4-9所示的方法快速判断股骨头前外侧柱的完整性和稳定性。

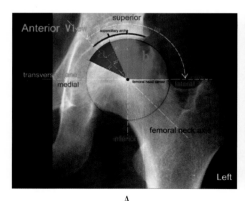 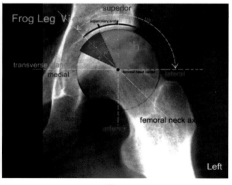

A：正位；B：蛙位。绿色部分示前侧柱，红色圆锥体顶角为40°。

图4-9 股骨头前外侧柱划分示意

"完整性"是指在正位和蛙位上股骨头坏死区域的边缘都没有超过髋臼的外缘，股骨头前外侧柱保留完整的正常骨质，这个正常的骨质区就像一道墙，将坏死区局限在股骨头内侧。如果坏死区被修复，这种修复是一种"包容性的修复"，其力学稳定相对容易维持，生物学修复较容易完成，从而获得满意的保髋效果。所谓"稳定性"是指在"完整性"的基础上，前外侧柱的强度。如果说"完整性"是"有没有"的定性问题，那么"稳定性"就是"强不强"的定量问题。在塌陷前期，坏死区越靠近前外侧柱承重区，其塌陷的概率越大；反之，如果前外侧柱越完整、越稳定，则塌陷的可能性就越小，甚至有不经手术而保留自身髋关节的可能。在塌陷后早期，塌陷区越靠近前外侧柱，修复与维持其完整和稳定就越困难，术后再塌陷的风险也越大；反之，如果在术中有意识地运用结构性植骨重建前外侧柱的完整性和稳定性，恢复股骨头头内的生物力学稳定，则术后坏死区发生充分修复的可能性就越大，再塌陷的风险就越小。因此，樊粤光认为，看"前外侧柱"知预后，得"前外侧柱"可保髋。

总体而言，股骨头坏死的发病—高峰期为保髋的有效治疗时机。具体而言，这里包括了前述两个重要的时期：第1时期为塌陷前期，从理论上来讲，这是保髋治疗的最佳时机，但是实际上来说这是可遇不可求的。因为如果没有髋关节疼痛的表现，患者通常不会主动就医。根据"痛必不稳定"的临床经验（髋关节疼痛必然存在股骨头内部的生物力学不稳定的现象。例如，发生坏死区内骨小梁骨折、软骨下骨折等病理改变），这个时候的病情通常已经进展到股骨头坏死Ⅲ期。但是髋关节有双侧，股骨头有2个。当一侧股骨头坏死进展到塌陷早期时，没有症状的另一侧很有可能仍然处于塌陷前期（如果双侧股骨头坏死的诊断成立的话）。这时，没有症状的一侧股骨头坏死（又被称为静默髋）在理论上就处于最佳的保髋时机。第2时期为塌陷后早期（出现髋关节疼痛症状不超过6个月，股骨头负重区的软骨状态尚可），基于临床实践，这是保髋最常见的最佳治疗时机。通过仔细地问诊、查体和阅片辨识塌陷风险，可把握这个最佳的保髋时机。

4. 股骨头坏死的稳定性研究

（1）塌陷的本质是"头内不稳"。研究结果显示，股骨头坏死本身并不会引起塌陷，修复过程启动后才出现骨结构损害和力学性能降低。但这种修复过程并不完全同步，处于死骨与活骨交界处的坏死骨小梁已进入修复期，而处于坏死中心部位的骨小梁尚未启动修复，此时由于修复不全而出现骨组织的力学性能降低和结构性损害，导致坏死区应力水平下降；加之外力持续作用，坏死骨周围形成应力集中，超过负荷的应力集中可引起骨小梁微骨折，微骨折不断积累，形成断层骨折，最终导致股骨头塌陷。因此，塌陷是修复反应和应力综合作用的结果，与生物学和生物力学因素有着直接的关系，其病理基础是坏死区骨组织的力学性能降低和坏死骨周围的应力集中，进而引起骨小梁骨折或者软骨下骨折，其本质是生物力学不稳，这种现象被称为"头内不稳"。

（2）维稳修复。基于这个认识，单纯的生物学或生物力学研究并不能解决塌陷问题，必须将两者有机地结合起来。塌陷防治的关键在于，为病变的股骨头提供一个更有利的生物力学环境，使股骨头安全度过生物学修复过程，在股骨头内部重建安全的承重结构。这就是保髋治疗"维稳修复"理念的由来。

（3）辨塌论治。遵循由浅入深、先易后难、注重基础研究带动临床应用的指导原则，稳步推进相关研究。首先，进行相关理论建设，根据"蛙位分型"和改良"正位分型"，确立"维稳修复"保髋理念；其次，基于临床和影像表现进行描述性和定性研究，总结归纳"头内不稳"的特点和塌陷分型，评估"头内不稳"状态，初步拟定手术干预指征和预后判断标准；最后，运用数字技术和计算生物力学原理，针对现有股骨头坏死有限元研究的局限性进行改进，建立股骨头坏死各向异性三维有限元模型，为股骨头坏死的基础和临床研究提供高精度计算仿真平台，以此评估坏死股骨头的塌陷风险和确定保髋指征，进行个体化的手术规划，并根据有限元分析结果优化保髋方案，最终通过手术导航模板的开发将理论和实验研究成果转化为临床直接可用的治疗手段，实现保髋手术的微创化、精准化和便利化，为坏死股骨头的生物学修复提供稳定的生物力学环境，从而提高保髋疗效。

（4）重建股骨头前外侧柱。根据上述的研究成果，樊粤光提出"以重建前外侧柱为目标"的核心保髋理念，具体而言，就是重建股骨头前外侧柱生物力学稳定和促进其生物学充分修复。主要手术方式为微创改良减压、有效清除死骨、松质骨充分打压植骨、同种异体骨段组织工程复合体支撑植骨、空心加压螺钉内稳定术。

第五节　髋部损伤的治疗

一、股骨颈骨折

股骨颈骨折在临床上常见，诊断不难，而骨折分型目前常用的有两种：根据骨折端的稳定程度可分为 Pauwels Ⅰ型和 Pauwels Ⅲ型，Pauwels Ⅲ型意味着骨折线与股骨干垂直线所成的角度大于50°，骨折端极不稳定，简单的空心钉抗剪切力不足。此时医者该考虑动力髋螺钉（dynamic hip screw，DHS）加空心钉内固定；根据骨折移位程度，股骨颈骨折可以分为 Garden Ⅰ型和 Garden Ⅳ型。Garden 分型有助于预判术后股骨头坏死的发生。理论上，移位越明显，股骨头坏死率越高。但 Garden 分型仅仅是基于骨盆 X线正位照片的评估，忽略了侧位的移位，即所谓的股骨头的后倾。可以参考 Palm 在2009 年提出的股骨头后倾测量方法，在 X 线侧位片上的股骨颈最窄处画 1 条垂线，在该线远、近端 5 mm 处分别画 1 条平行线。这 3 条线的中点的连线作为股骨颈的中轴线（mid-collum line，MCL），再按股骨头的轮廓画 1 个圆圈，圆圈与股骨颈中轴线形成 1个交点，交点与股骨头中心的连线为股骨颈的半径线（radius collum line，RCL），MCL与 RCL 的夹角为股骨头的后倾角（图 4 - 10）。

后倾角的提出完善了对 Garden 分型的认识。近期多篇荟萃分析文献报道提出，老年无移位的股骨颈骨折在 1 年内仍可以出现 15% 的死亡率和 14% 的再手术率。这可能与以往对侧位股骨头后倾认识不足有关。

对于年轻患者，内固定作为首选，在术前准备时要评估正位的骨折移位程度。对于同时存在后倾角大于20°的患者，其骨折端不稳定，这时就不适用于空心钉内固定，而要选择髓外固定＋空心钉内固定。而对于70岁以上的无移位的股骨颈骨折患者，若后倾角大于20°，为避免二次手术，建议行人工关节置换手术。对于老年移位的股骨颈骨折，人工关节置换作为首选。

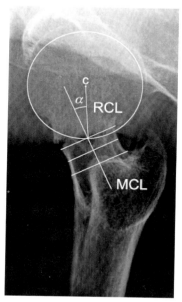

图4－10　股骨头后倾测量方法

二、股骨转子间骨折

随着人口老龄化，股骨转子间骨折在临床上常见。目前的治疗难点主要为：外侧壁的完整性对骨折内固定术后稳定性的影响、手术时机的把握、内固定的选择、尖顶距、复位手术技巧、人工关节置换是否可选、早期功能锻炼和手术失败后的翻修等。

AAOS老年髋部骨折诊治指南指出，非医学原因的手术延迟超过48 h，将明显增加患者并发症和死亡率。因此，有条件的医院在处理髋部骨折时应尽可能走绿色通道，入院48 h内的手术效果更好，共同管理患者的模式优于传统的骨科病房收治会诊模式。

对于稳定型转子间骨折，推荐髓外固定，因其费－效比更高；对于不稳定型骨折、反转子间骨折、转子下骨折，推荐髓内固定。虽然目前髓内固定大都选用微创切口，但隐性失血问题仍须重视。外侧壁厚度不足或骨折粉碎是骨折内固定独立的失败因素。当外侧壁不足或外侧壁粉碎后，尽量选择髓内固定。

转子间骨折绝大多数都比较容易复位的，但其中的膝骨关节炎分型31A1骨折，虽然分型简单，但它属于高能量损伤，小转子附着在近端，暴力导致骨折近端下沉、屈曲、外旋，骨折远端向近端移位明显（图4－11）。

复位的技巧是在髋关节前方增加一个5 cm左右的切口，用以辅助复位和方便穿过钢丝。复位前尽量外旋股骨远端以帮助解锁，可以用髋骨剥插入骨折断端，将骨折近端翘起。此时，牵引并内旋、内收股骨远端，对残余移位可以利用过钢丝器将钢丝从髂腰肌与股骨矩之间绕过股骨捆扎复位。

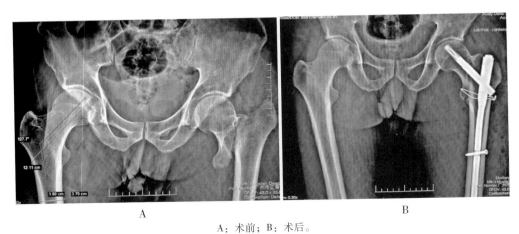

A：术前；B：术后。

图 4-11　难复性股骨转子间骨折术前与术后

　　股骨转子间骨折因局部血液循环丰富，绝大多数患者经治疗后骨折愈合良好，因此，内固定作为首选。但针对转子间粉碎性骨折的合并股骨颈骨折或术前已有髋关节骨关节炎，人工关节置换手术也可以作为一种选择。

　　股骨转子间骨折术后康复方案应个性化，应根据骨折类型、手术方式、内固定稳定情况、患者骨质疏松程度而定。总的原则是早活动、晚负重，既可尽可能减少术后并发症，又能避免切出的发生，还能避免骨质疏松的加剧。

　　虽然股骨转子间骨折的愈合率高，但在临床上仍会出现一些失败的病例，无非是以下几方面因素：内固定选择不当、患者骨质疏松严重、股骨头血液循环受到破坏、感染、手术技术欠佳、内固定设计缺陷、术后康复计划不合理。内固定失败后，如果患者年轻、股骨头血液循环良好、髋臼和股骨头形态没有缺损，也可以行内固定翻修术。樊粤光的经验是使用更长的髓内钉，尽可能将头颈钉植入更深（即降低 Cal-TAD 值），用螺钉将粉碎的大小转子和股骨干固定在一起，以增加骨折端的稳定性。同时，取带缝匠肌的骨瓣来填充骨折端以增加血液循环，促进骨折愈合（图 4-12）。

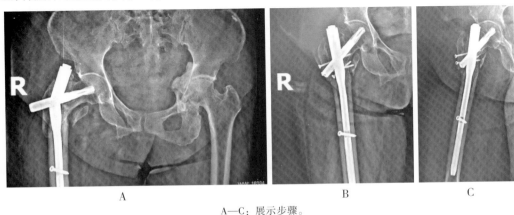

A—C：展示步骤。

图 4-12　股骨转子间骨折内固定失败后行内固定断裂翻修术

而对于身体条件差、预期寿命短、不能耐受长时间手术的复杂不稳定骨折、80 岁以上伴有严重骨质疏松的（尤其是 Singh 分级 III 级以下）、股骨头或髋臼存在缺损的患者，则考虑人工关节置换手术翻修（图 4 - 13）。

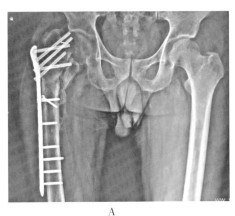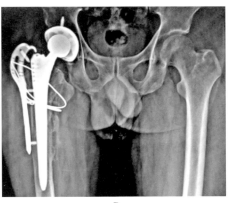

A B

A、B：展示步骤。

图 4 - 13 股骨转子间骨折内固定失败后行人工关节置换翻修术

三、股骨转子下骨折

股骨转子下骨折是指股骨小转子以下 5 cm 以内的股骨上端骨折，发生率为髋部骨折的 10%～34%，大部分为高能量损伤，近年来也可见长期服用阿仑磷酸盐药物的低能量损伤的病例。转子下骨折后，骨折近端受髂腰肌、臀肌和短外旋肌群的牵拉而呈屈曲、外展、外旋移位；远端则受内收肌群和下肢重力的影响而向上、向内、向后移位。此处为皮质骨，骨折对位困难，愈合慢，应力大，常产生畸形愈合及内固定失效。

骨折越简单，往往闭合复位越困难。复位的技巧是麻醉后将患者置于牵引床。开始并不牵引，先对骨折做一定位，其外侧做一切口，用钢丝环扎（并不拧紧）骨折远近端，进行初步辅助复位。然后进行牵引，并内旋或外旋骨折远端（以子求母）进行复位。骨折复位良好后，再进行插入髓内钉的导针、扩髓等操作。股骨转子下的骨折血液循环较差，愈合时间长。微创复位技术可减少骨折端血液循环的破坏，为骨折愈合提供良好条件。术中的良好复位是取得满意疗效的关键，必要时可加用前侧切口以辅助复位。加长型髓内钉可使骨折断端应力分散，是股骨转子下骨折的首选。术后早锻炼、晚负重（骨折有愈合迹象）可提高疗效，减少内固定断裂的发生（图 4 - 14 至图 4 - 16）。

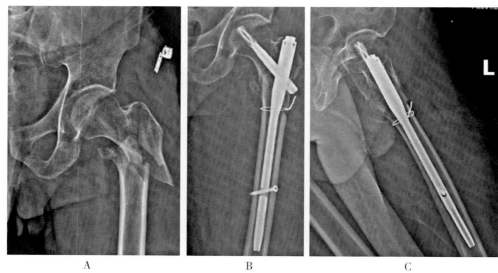

A：左侧骨折；B：PFNA 内固定术后正位；C：PFNA 内固定术后侧位。

图 4 - 14　术前与内固定术后

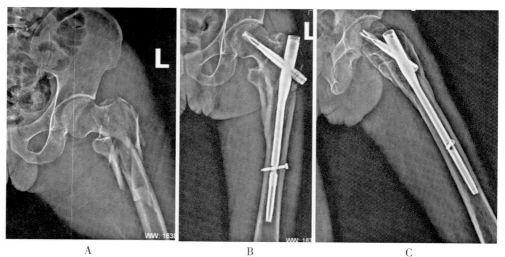

A：左侧骨折；B：PFNA 内固定术后正位；C：PFNA 内固定术后侧位。

图 4 - 15　术前与术后 17 个月

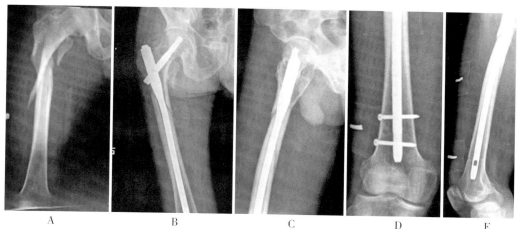

A：右侧转子下骨折术后；B：髓内钉内固定术后近端正位；C：髓内钉内固定术后远端正位；
D：髓内钉内固定术后远端侧位。

图 4 - 16 术前与术后

四、股骨假体周围骨折

随着人口老龄化及人工关节的普及，假体周围骨折的数量逐年上升。尽管在别的部位也时有发生，但以股骨侧居多。患者往往是老年患者，伴随着骨量减少、骨质疏松、骨质丢失严重；同时需要处理关节假体和骨折；常导致较高的并发症及功能障碍。因此，假体周围骨折成为骨科医师面临的非常复杂的难题。

危险因素常包括患者因素、医生因素和假体因素。患者因素主要有老年、女性、骨质疏松程度严重和外伤；医生因素主要包括打入假体的力量过大或过小、生物型假体周围骨折风险远高于骨水泥型假体、翻修手术风险远高于初次置换；假体因素主要是假体的骨长入（或骨长上）机制较差（图 4 - 17）。

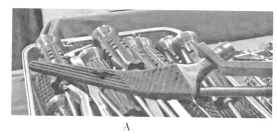
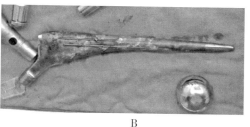

A：假体表面骨长入不足；B：假体表面骨长入少。

图 4 - 17 假体骨长入或骨长入机制不良导致的假体松动是假体周围骨折的重要原因

对于股骨假体周围骨折，目前常用的是 Vancouver 分型（图 4 - 18）。

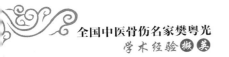

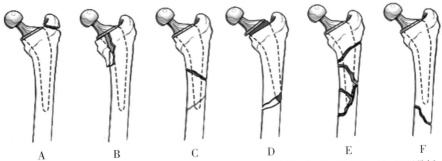

A：A_G 型骨折；B：A_L 型骨折；C：B_1 型骨折；D：B_2 型骨折；E：B_3 型骨折；F：C 型骨折。

图 4 – 18　Vancouver 分型

股骨假体周围骨折的治疗目标是：假体获得稳定、假体周围骨折愈合良好、解剖学对位对线良好、尽可能早的功能康复。为获得此目标，必须对骨折进行准确的分型。临床上容易犯的错误是将 B_2 型骨折误认为 B_1 型骨折，仅仅将骨折进行固定，而未更换松动的假体，造成术后效果不理想。文献报道，临床上 B_1 型骨折仅占 18.5%，而 B_2 型骨折是更常见的类型，约占 44.6%。术中对假体进行打拔来判断假体的稳定性是防止此类错误的最好的方法。临床上还容易犯的错误是对 A_L 型骨折的处理，因 A_L 型骨折往往累及股骨矩，造成假体不稳定，一般需要捆绑小转子后应用长柄翻修。

对于 A_G 型骨折，可以使用大转子钩钢板以完成内固定手术；对于 B_1 型骨折，使用 LCP 钢板结合钢缆或钢丝可固定；对于 C 型骨折，使用足够长的 LISS 钢板内固定也可以取得较好的临床疗效。

在股骨假体周围骨折中，B_3 型骨折的治疗是最为棘手的。其原因是假体松动和性骨折粉碎性，而且骨量丢失严重。如果股骨峡部保留完整，可以考虑使用远端固定一体式长柄，但绝大部分需要使用组配式锥形柄结合钢缆或钢丝固定骨折端。先扩髓，使锥形柄假体和骨折远端保证足够的压配。选择好合适长度的近端假体，然后将近端骨碎片捆绑在假体柄的近端。如果近端髓腔过小，可以使用粗隆延长截骨将近端劈开后捆绑在近端假体上。如骨质缺损明显，也可应用异体骨板植骨（图 4 – 19 和图 4 – 20）。

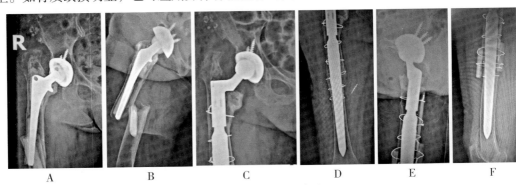

A、B：术前；C—F：术后。

图 4 –19　B_3 型骨折术前与术后 –1

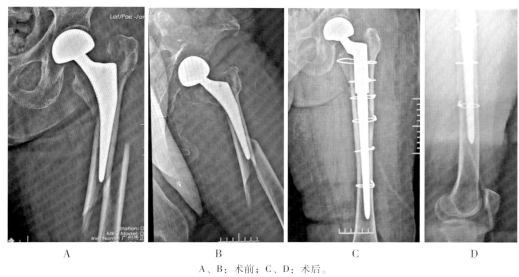

| A | B | C | D |

A、B：术前；C、D：术后。

图 4 -20　B$_3$ 型骨折术前与术后 -2

第六节　骨质疏松的防治经验

一、肾虚络痹是原发性骨质疏松症的基本病机

作为骨质疏松症中常见的类型，原发性骨质疏松症可被分为绝经后骨质疏松症、老年性骨质疏松症和特发性骨质疏松症。其中，特发性骨质疏松症好发于青少年，病因尚未明确。本书重点介绍绝经后骨质疏松症和老年性骨质疏松症，下文中所提及的原发性骨质疏松症主要指这两个类型的骨质疏松症。结合临床和对文献的回顾，樊粤光认为，肾虚络痹是原发性骨质疏松症的根本病机，肾虚是根本，络痹是关键，病位在骨之络脉，病性为虚实夹杂。

1. 肾虚是根本

肾为先天之本，藏精、主骨。《黄帝内经·素问·六节脏象论》云"肾者主蛰，封藏之本，精之处也，其华在发，其充在骨，肾为先天之本……主骨生髓"，阐述了骨骼依赖于骨髓的滋养，骨髓又为肾中精气所化生，肾中精气的盛衰决定着骨骼生长发育的强健与衰弱。《医经精义·中卷》曰："肾藏精，精生髓，髓养骨，故骨者，肾之合也，髓者，精之所生也，精足则髓足，髓在骨内，髓足则骨强。"肾精充足则骨髓化生有源，骨得髓养而坚固、强健有力；肾精亏虚则骨骼失养而痿弱无力，出现骨髓空虚，骨骼脆弱而发生骨质疏松症，出现腰背酸痛、膝软等临床症状。《黄帝内经·素问·痿论》曰："肾气热，则腰脊不举，骨枯而髓减，发为骨痿。"《景岳全书·痿证》记载："肾者，水脏也，今水不胜火，则骨枯而髓虚，故足不任身，发为骨痿。"

骨质疏松症常发生于老年人群，与衰老关系极为密切，是一种与年龄相关的退行性病变。在中医传统理论中，人体生长、壮老都与肾关系密切。如《黄帝内经·素问·上古天真论》曰："女子七岁，肾气盛……七七，任脉虚……天癸竭……丈夫八岁，肾气实……八八，则齿发去。"随着人体进入老年，肾气逐渐亏虚，化精生髓养骨功能下降，从而导致骨髓空虚、骨密度下降、骨强度减弱，骨质疏松发病率也会随之提高。因此，樊粤光认为肾虚是导致本病的主要原因和机制，是本病发生和发展的根本。

2. 络痹是关键

《黄帝内经·灵枢·本藏》曰"经脉者，所以行血气而营阴阳，濡筋骨，利关节者也……是故血和则经脉流行，营复阴阳，筋骨劲强，关节清利矣"，说明只有充足的气血和通畅的通道（经络）才可以保证骨骼的强健。络脉是经脉的分支，具有贯通营卫、灌渗气血、濡养组织的生理功能，是内外沟通的桥梁。络脉系统中的浮络、孙络是最小终末单位，遍布于脏腑、肌肤中，是与腠理、组织进行气血交换的主要场所。骨络即是骨属气血运行的络脉，是充养骨骼组织的终末通道。

《黄帝内经·灵枢·营卫生会篇》曰："老者之气血衰，其肌肉枯，气道涩。"《医林改错》曰："元气既虚，必不能达于血管，血管无气，必停留而瘀。"随着人体的老化，气血渐弱，气虚则行血无力，血虚则血行滞涩，渐而致血瘀阻滞络脉，不通则痛，出现腰背酸痛、多处关节疼痛等骨质疏松症的表现；骨络瘀阻反过来导致气血难以送达，骨髓失养，加重骨量的丢失，骨密度持续降低，骨质疏松症进一步加重。骨络痹阻是骨质疏松症病变的病理基础，包括骨络瘀阻和骨络失养。

3. 与肝、脾两脏功能失调关系密切

原发性骨质疏松症除了与肾密切相关，与其他脏腑也相关，其中，与肝、脾两脏的功能失调更为密切。

（1）肝与原发性骨质疏松症。中医有"肝肾同源、乙癸同源、精血同源"之说。肝、肾经脉相连。五行相生，肝为肾之子，肾为肝之母。在生理情况下，精血互生，肝藏血，肾藏精，精血互化。肝肾为精血之源，骨骼的生长、发育和修复功能依赖于精血的营养；在病理情况下，肝肾亏虚则精血无源，无以生精养骨，髓枯筋痿，发为骨痿。《黄帝内经·素问·上古天真论》云"肝气衰则筋不能动"。《景岳全书·非风》载："筋有缓急之病，骨有痿弱之病，总由精血败伤而然。"同时，肝与脾关系密切，脾的正常运化有赖于肝气的调达，若肝气郁结、横逆犯脾，则脾失健运，气血化生不足，筋骨（髓）失于濡养，髓枯筋燥，痿废不起，从而导致骨质疏松症的发生或加重。

（2）脾与原发性骨质疏松症。脾胃健盛，水谷精微充足，则气血盛，冲任充，筋骨坚，发长极，身体盛壮，人体生理功能正常，这当然也包括骨功能的强健。《黄帝内经·素问·痿论》云"脾主身之肌肉"，《黄帝内经·灵枢·本神》曰："脾气虚则四肢不用。"脾气旺则荣卫充足，方能调和五脏，施布于六腑，充养四肢百脉。因此，骨的正常发育生长离不开脾胃功能的健运。

随着人体老化，脾胃功能也随之下降。《脾胃论》曰："大抵脾胃虚弱，阳气不能生长，是春夏之令不行，五脏之气不生。脾病则下流乘肾……则骨乏无力，是为骨痿。令人骨髓空虚，足不能履地，是阴气重叠，此阴盛阳虚之证。"这详细阐释了脾胃功能失调对骨质疏松症形成的影响。《金匮要略·中风历节病脉证并治》载："咸者伤骨，骨伤则痿。"这表明饮食偏嗜，损伤脾胃，气血生化无源，骨髓失充，发为骨痿。

二、防治骨痿强调未病先防，综合干预，以补肾通络为主，辅以疏肝健脾

以中医"治未病"的思想为指导，在没有发生骨质疏松症及骨量出现减少的"未病"阶段，在确诊原发性骨质疏松症或出现骨折等并发症的"已病"阶段及经过治疗的"病后"阶段，全程进行中医临床防治和研究。在"已病"和"病后"阶段，病理改变已经较重，或已出现各处骨折，患者的生活质量受到很大的影响。而在"未病"阶段进行"先防"，可以有效地提高人群的生活质量。同时，此时病理改变程度较轻，干预比较容易奏效，也可以很好地达到控制医疗费用的目的。因此，最终确定了在"未病"阶段，以骨量出现减少的人群为临床防治和研究的重点。

在干预原则上，综合上述病因病机的分析，制订以补肾通络为主，辅以疏肝健脾的基本治疗原则，综合采用中医健康养生宣教、中药内服、穴位贴敷、针灸等多种方法，取得了较好的干预效果。

三、形成多个疗效确切、使用便捷的内服外用特色方药

1. 滋肾健骨丸

滋肾健骨丸以古方为基础，由鹿角胶（15 g）、肉苁蓉（10 g）、熟地黄（15 g）、牛膝（10 g）、杜仲（10 g）、菟丝子（10 g）、天麻（10 g）、木瓜（10 g）等组成。其中，鹿角胶、肉苁蓉、熟地黄为君药，为补肾填精、补髓充骨必用之药；牛膝、杜仲、菟丝子、天麻为臣药，以增强补肝肾、强骨髓之作用；木瓜入肝以强筋，为佐使药。全方共奏补益肝肾、强筋健骨之效，可达到标本兼治的效果。

以此为基础加减用药辨证论治骨痿。例如，肾阳虚证，加淫羊藿、骨碎补；肝肾阴虚证，加山药、山茱萸、茯苓、牡丹皮、枸杞子；脾肾阳虚证，加山药、山茱萸、茯苓、党参、白术；气滞血瘀证，加黄芪、赤芍、川芎（酒炙）、丹参、当归，均取得较好疗效。

2. 穴位贴敷（包括敷脐和辨证穴位贴敷）

（1）药物组成。药物有鹿角胶、肉苁蓉、牛膝、杜仲、木瓜、丁香、冰片等。制备方法：将全部药物焙干研细末，过100目筛。以凡士林为辅料，调成膏状，将8 g药膏填入无纺布膏贴防渗圈内备用（对凡士林过敏者，以生理盐水调成糊状使用）。

（2）使用方法。用生理盐水棉球洗净穴位，拭干后将无纺布膏贴敷于穴位，每次8 h，5天为1个疗程。停用2天后进入下一个疗程。

（3）选穴。包括敷脐取穴和辨证取穴。肾阳虚证，取神阙、肾俞、气海、命门；肝肾阴虚证，取神阙、肾俞、照海、三阴交、阴陵泉；脾肾虚证，取神阙、气海、肾俞、三阴交、脾俞；气滞血瘀证，取神阙、气海、足三里、三阴交。

（4）注意事项。若患者身体上有皮肤损伤、炎症、超敏反应或者用药后出现红疹、瘙痒、水泡等现象，应暂停使用。

（5）"天癸散敷脐干预围绝经期妇女骨量减少"相关理念及研究成果。天癸散以

中医"治未病"理念为指导，发挥药物和穴位刺激的作用，减缓骨量丢失，重塑骨结构，从而坚强骨骼，提高骨密度，降低脆性骨折发生的概率。它克服了传统中药汤剂口感差、煎煮不便、依从性差、患者难以坚持的缺点，是一种全新、简便、疗效理想的防治骨量丢失的药物，而且获得良好的社会效益和较高的社会声誉。较之其他治疗手段，天癸散的费用相对低廉，对于减轻患者负担、降低社会医疗费用均有积极意义。

本方以鹿角胶、肉苁蓉等为君药，鹿角胶和肉苁蓉为补肾填精、补髓充骨必用之药；牛膝、杜仲等为臣药，辅君药以增强补肾精、强骨髓之作用；木瓜为佐使药，入肝以强筋。现代研究结果也表明，组方中的各药可以单独或协同延缓绝经后骨质疏松症的骨量丢失，而且不存在类似长期使用雌激素所带来的副作用。丁香、冰片为使药，开窍走窜，为促透之良药。多项研究结果已证实，以"补肾益髓、强壮筋骨"的天癸散敷贴脐部能减少围绝经期妇女的骨量丢失，提高骨密度，从而预防骨质疏松的发生。

3. 活血通络凝胶剂外涂

（1）药物组成。三棱、莪术、乳香、没药、土鳖虫、水蛭、大黄（酒制）、牛膝、川芎、透骨草、生草乌、威灵仙均 10 份，皂荚、穿山甲、桂枝、全蝎均 3 份。方中三棱、莪术、乳香、没药、土鳖虫、水蛭、大黄（酒制）、牛膝活血化瘀，为君药；川乌、草乌、威灵仙、透骨草祛风除湿，为臣药；皂荚、穿山甲、桂枝、全蝎通络止痛，为佐使药。全方共奏活血化瘀、祛风除湿、通络止痛之功。

（2）使用方法。清洁患处皮肤后，给予活血通络凝胶剂涂擦局部，每次 1 g，以覆盖患处为度，每天 1 次，2 周为 1 个疗程。间隔 2 天，进入下一个疗程，总疗程为 3 个月。

（3）疗效。活血通络凝胶剂可用于膝骨关节炎的治疗，可以显著降低血液和关节液中白细胞介素（interleukin-1，IL-1）的含量，有助于缓解疼痛和恢复关节功能。其使用方便，获得膝骨关节炎患者的一致好评。在骨量减少的人群中，相当一部分患者有疼痛的症状，若将活血通络凝胶剂外涂于患处，也有较好的疗效。

4. 中药封包治疗

（1）药物组成：羌活、杜仲、独活、牛膝、附子、麻黄等。

（2）使用方法：①将备好的药物稍打碎，装入棉布袋内，扎好袋口。②将药袋置于蒸锅或微波炉中加热至 50 ℃ 左右。③敷药初，先轻提药袋，使其间断接触皮肤，至温度适宜时将药袋热敷患处。④每天 1 ～ 2 次，每次 10 ～ 20 min，可重复加热使用，用后晾干。⑤告知患者中药封包的注意事项，观察患者接触中药封包部位的皮肤情况。

（3）禁忌证：①皮肤对该药物过敏者、局部皮肤病损者禁用。②妊娠期禁用，哺乳期、经期妇女慎用。③不明肿块、有出血倾向者慎用。④24 h 急性期内用冷敷，禁止热敷。

（4）注意事项：①出现超敏反应时应停止治疗，严重者需积极对症治疗。②注意观察，避免皮肤烫伤。

5. 艾灸疗法

（1）敏灸治疗。在腰背部、腹部、痛点和压痛点、小腿部等热敏化高发区寻找热敏穴来实施灸疗，主穴初始多在易出现热敏现象的任督脉、足太阳膀胱经、小腿处的足三阳经和足三阴经经脉上，主要穴位采用肝俞、脾俞、肾俞、命门、腰阳关、中脘、神阙、关元。

选穴原则：①以出现热觉灸感、经过或直达病变部位的穴位为首选热敏穴位。②以出现非热灸感的热敏穴位为首选穴位，而痛感又优于酸胀感。③以出现较强热敏灸感的热敏穴位为首选穴位。④根据中医辨证治疗的原则，再配合患者四型辨证取穴。肾阳虚证患者再取中脘、阳陵泉、膻中、大椎、大杼；肝肾阴虚证取太溪、照海、三阴交、阴陵泉；脾肾阳虚证取阳陵泉、中脘、足三里、三阴交、脾俞；气滞血瘀证取悬钟、委中、足三里、三阴交。

操作方法：①探查热敏穴。按照取穴原则或在皮下有硬结、条索状物处等部位行灸疗，探查热敏穴。通过回旋、雀啄、往返、温和灸四步手法激发热敏穴处以产生透热、扩热、传热、局部不热远部热、表面不热（或微热）深部热或其他非热感（如酸、胀、压、重等）等，"得气"感传。②先行回旋灸 2 min 以温热局部气血，继以雀啄灸 2 min 来加强"敏化"，循经往返灸 2 min 以激发经气，再施以温和灸来发动感传，开通经络。当某穴位出现透热、扩热、传热、局部不热（或微热）远部热、表面不热（或微热）深部热或其他非热感（如酸、胀、压、重等）等感传时，该穴位即是所谓的热敏化穴。探查出所有的热敏穴后，选择 1 ～ 3 个最敏感穴位，予以灸疗至感传消失，以皮肤灼热为止。完成 1 次治疗的施灸时间因人而异，一般以数分钟至 1 h 不等。每周3次，连续治疗 3 个月后判定疗效。

（2）温和灸。根据中医辨证治疗的原则，辨证选穴。

肾阳虚证，取神阙、关元、中脘、气海、命门；肝肾阴虚证，取神阙、关元、肾俞、照海、三阴交、阴陵泉；脾肾阳虚证，取神阙、关元、气海、命门、三阴交、脾俞；气滞血瘀证，取神阙、关元、气海、足三里、三阴交。

操作方法：施灸时将艾条的一端点燃，对准应灸的腧穴部位或患处，距皮肤 1.5 ～ 3.0 cm，进行熏烤。熏烤以使患者局部有温热感而无灼痛感为宜，一般每处灸 5 ～ 7 min，至皮肤红晕为度。对于昏厥、局部知觉迟钝的患者，医者可将其中指和食指分开，置于施灸部位的两侧，这样可以通过医者手指的感觉来测知患者局部的受热程度，以便随时调节施灸的距离和防止烫伤。

（3）隔药物灸。隔药物灸包括隔姜灸和隔附子灸，辨证选穴如下。

肾阳虚证，取中脘、气海、命门；肝肾阴虚证，取肾俞、照海、三阴交、阴陵泉；脾肾阳虚证，取气海、命门、三阴交、脾俞；气滞血瘀证，取气海、足三里、三阴交。

操作方法：取新鲜老姜切片或附子 1 片，生姜沿生姜纤维纵向切取，切成厚 0.2 ～ 0.3 cm 的姜片，大小可据穴区部位所在和选用的艾炷的大小而定，中间用三棱针穿刺数孔。施灸时，将姜片放在穴区，置大或中等艾炷于其上，点燃。待患者有局部灼痛感时，略略提起姜片，或更换艾炷再灸。一般每次灸 6 ～ 9 壮，以皮肤局部潮红不起泡为度。

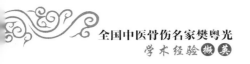

灸毕可用正红花油涂于施灸部位，一是防止皮肤灼伤，二是更能增强艾灸活血化瘀、散寒止痛功效。

6. 中药熏蒸疗法

（1）用物准备。准备中药汽疗仪1套（汽疗熏蒸舱体、底座、操作控制盒），中药协定方、特制药袋、专用衣裤1套，大毛巾、冲淋室、冲淋物品1套，拖鞋，毛巾等。

（2）操作步骤。①先将药物装入药袋，用绳子把药袋口扎紧（防止药渣外漏，堵塞蒸气孔），放入塑料盆内加温水浸泡30 min后，将药袋和水一同放入蒸锅内，再加适当的水，盖紧锅盖避免输气管扭曲。②接通电源，打开总开关，根据要求在控制面板上设定各参数。③当听到电脑语音提示舱内温度达到37 ℃后，请患者脱去外衣，换上专用衣裤，将治疗舱体调至立姿，患者在立姿状态进入治疗熏蒸舱，双下肢放在舱体两侧，合上治疗舱盖，头部暴露于治疗舱外，颈部用毛巾围裹，以防气雾外漏。然后缓缓地调节到自感舒适的卧姿状态下接受治疗。④舱内温度应自动控制在39～42 ℃，治疗时间不宜超过30 min。每天1次，2周为1个疗程。在治疗中，温度和时间可根据患者的体质、耐受程度而定。⑤治疗过程中要加强巡视，密切注意观察患者的身体状况。若有头晕、心慌、胸闷等不适感觉，应停止熏蒸，并让患者卧床休息。对初次使用者，尤其是老人、体弱者，在治疗时间和温度上应循序渐进，护士要每隔5～10 min观察、询问1次。⑥治疗完毕提示患者走出熏蒸舱，并及时冲淋清洗皮肤表面残留的药物，更换衣服，并饮用约300 mL温开水或果汁等液体。⑦每次熏蒸治疗完毕后，均应按"消毒键"对治疗舱内腔进行喷淋消毒（一般常规用1∶100的84消毒液），再用清水和纱布擦去残留的消毒液。⑧整理用物，物归原处。

（3）禁忌证。患有重症高血压、重症贫血、高热、结核病、大失血、精神病、某些传染病（如肝炎、性病等）、皮肤破溃、心血管疾病代偿功能障碍、青光眼、严重肝肾疾病者，孕妇和经期妇女等禁用。

（4）注意事项。①压力锅一定要放在加热器的中央，使锅底红灯亮。②锅盖要拧紧，避免药液烧干或舱温不升。③患者初次使用时应缩短熏蒸时间，进出舱时注意保暖。④中医临床治疗过程中应注意观察患者有无恶心、呕吐、胸闷、气促、心跳加快等不适。水温以38～42 ℃为宜，严防出汗导致虚脱或头晕，若患者有不适立即停止熏蒸。治疗过程中应嘱患者适当饮水。

7. 中医药膳

广东人素来就有进食药膳来调理身体的习惯，因此，樊粤光以辨证论治为基础，开发一系列药膳供患者选用。

（1）肾阳虚证。可选用续断杜仲猪尾汤。功效：温肾壮阳、填精补髓。配方：猪尾400 g、杜仲30 g、续断25 g。制法：将续断、杜仲洗净，装入纱布袋内，与猪尾一起煮，直至猪尾熟烂为止，再加入适量的食盐调料。

（2）肝肾阴虚证。可选用沙参玉竹鸡汤。功效：滋补肝肾、强筋健骨。配方：母鸡500 g、沙参25 g、玉竹25 g。制法：将沙参、玉竹洗净，与母鸡一起煮，慢火炖3 h，再加入适量的食盐调料。

（3）脾肾阳虚证。可选用黄芪虾皮汤。功效：补益脾肾、强筋健骨。配方：黄芪

20 g、虾皮 50 g、生姜 3 片。先把洗净的黄芪放入瓦煲，加入清水 2 000 mL（约 8 碗量），煮沸 40 min，去渣取汁。放入虾皮，再煮沸 20 min，加入适量食盐、油、葱花。用法：每天 1 次，每次 200 mL。

（4）气滞血瘀证。可选用黄丹参猪血豆腐汤。功效：活血祛瘀、强筋健骨。配方：枸杞子 15 g，丹参 20 g，适量豆腐、猪血。先把清水煮沸后，加入枸杞、丹参、豆腐、猪血，煮沸。加入适量食盐、油、姜末。用法：每天 1 次，每次 400 mL。

8. 其他

还可以结合患者的情况，选用红外线治疗仪、电脑中频电疗机、脉冲磁场治疗仪等现代理疗设备进行治疗。

第七节　中西医结合分期治疗痛风性关节炎经验

痛风性关节炎是由于尿酸盐沉积在关节囊、滑囊、软骨、骨质和其他组织中而引起的病损及炎性反应，好发于 40 岁以上男性。痛风性关节炎多见于第一跖趾关节，也可发生于其他较大关节，尤其是踝部与足部关节。痛风性关节炎急性期的治疗多采用非甾体抗炎药、秋水仙碱等药物治疗，缓解期的治疗主要在于降低血尿酸水平，预防再次急性发作。急性发病转为慢性关节炎后可出现关节僵硬畸形、运动受限，约 30% 的患者出现痛风石和肾脏并发症，以及输尿管结石等，对患者造成较大的损害。樊粤光认为，脾失健运及感受湿热外邪或饮食不节，是痛风性关节炎的基本病机；临证以本虚标实为多见，主张标本兼治，以健脾祛湿为基本治法，方以参苓白术散加减，分急性期和缓解期辨证论治。对因痛风石沉积导致关节变形，影响关节功能的患者，则建议及早手术治疗；对痛风石沉积第一跖趾关节且已致局部骨质破坏缺损、关节畸形，严重影响关节功能和生活质量的患者，建议采取病灶清除、负压封闭引流、创面修复和植骨融合术等手术治疗；对痛风石沉积膝关节且已影响膝关节功能的患者，主要采取关节镜手术来达到清除病灶、改善症状、恢复关节功能的目的。

一、痛风性关节炎的病因病机

痛风，中医学称为"白虎风""历节风"等，可归属于"痹证"范畴。朱丹溪《格致余论·痛风论》谓"彼痛风者，大率因血受热已自沸腾，其后或涉冷水，或立湿地，或扇取凉，或卧当风。寒凉外抟，热血得寒，污浊凝涩，因而作痛。夜则痛甚，行于阴也"。《证治准绳·痹》载"热痹者，脏腑移热，复遇外邪，客博经络，留而不行，阳遭其阴，故痹熻然而闷，肌肉热极，体上如鼠走之状，唇口反裂，皮肤色变"。痛风性关节炎急性发作多属于热痹范畴，临证多见于本虚标实证，归其病因病机多为素体脾虚、感受湿热外邪或饮食不节、过食肥甘酒酪，以致脾失健运，酿湿生热。患者临床主要表现以关节红、肿、热、痛为特点，症状发作时痛不可触，疼痛难忍，甚至不能屈伸；舌淡，苔厚，脉濡或滑数，可伴发热、口渴、汗出、烦躁不安，甚至出现痛风石、关节变形等。

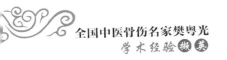

二、分期论治痛风性关节炎

痛风性关节炎主要分为急性期和缓解期。《脾胃论》曰："脾胃虚而百病生，调理中州，其首务也。"樊粤光认为脾失健运是痛风性关节炎发病的主要病机，临证多见于本虚标实证，故在临床治疗上强调标本兼治，急性期应治标为主，兼顾扶正，缓解期则以扶正为主，不忘治标。

1. 急性发作期

痛风急性发作期多因饮食不节、脾虚失运、内生湿热引起。针对急性期，樊粤光主张中医以健脾清热祛湿、通络止痛为法，方用参苓白术散合四妙丸加减，方药组成主要为党参、白术、茯苓、薏苡仁、山药、桔梗、砂仁、苍术、牛膝、黄柏、车前子、土茯苓、萆薢、布渣叶、甘草。方中党参、山药益气健脾，白术、茯苓、薏苡仁健脾渗湿，桔梗宣肺通调水道，砂仁健脾开胃，牛膝活血通经络，引药下行，黄柏、布渣叶清热解毒，车前子清热利尿，土茯苓、萆薢祛湿通络止痛，陈皮理气化痰，甘草调和诸药，全方共奏健脾清热祛湿，通络止痛之功。现代药理学研究结果也提示，牛膝、萆薢、土茯苓、薏苡仁、车前子、布渣叶等中药有降低尿酸水平，缓解痛风急性发作的炎性反应的作用。方中布渣叶为岭南道地药材，素有"凉茶瑰宝"之称。现代药理学结果提示，布渣叶具有抗炎解热、止痛、促消化、退黄、降血脂等作用，是一味不可多得的治疗痛风急性发作的良药。

2. 缓解期

急性发作期的疼痛缓解后，进入缓解期。关节红肿热痛的症状基本消失，但若病情控制不佳仍易急性发作。针对痛风性关节炎缓解期，樊粤光认为，此阶段应以扶正为主，兼顾祛邪治标，以健脾渗湿为主要治法，以参苓白术散为主方加减用药。肝肾亏虚者，加牛膝、桑寄生、熟地黄、杜仲补益肝肾；若见湿热者，加大黄、黄柏、车前子、土茯苓、萆薢清热利湿；寒湿者，加羌活、独活、土茯苓疏风散寒，祛湿通痹；血瘀者，加桃仁、红花活血化瘀止痛；痰湿者，加半夏、陈皮理气化痰除湿。

3. 中西医结合治疗关节变形并已影响功能的患者

中医中药对于痛风性关节炎的治疗虽然能起到较好的疗效，但也存在一定的局限性。对于一些失治误治导致关节变形，并已影响功能的患者，及早手术治疗是关键。临床上约70%的痛风患者首发疼痛位置在第一跖趾关节，该位置也是痛风石好发部位，常见于因痛风石沉积破坏第一跖趾关节结构，导致局部骨质破坏缺损、关节畸形，严重影响关节功能和生活质量的患者。针对此类患者，建议采取病灶清除、负压封闭引流（vacuum sealing drainage，VSD）、创面修复和植骨融合术等，以最大限度重建肢体解剖结构，恢复生理功能。手术一般选择在患者血尿酸趋于正常水平后进行，排除手术禁忌证后，于腰硬联合麻醉下进行手术。手术部位常规采用碘附消毒、铺巾，术中通过刮匙刮除病灶，同时配合碳酸氢钠溶液反复冲洗以清除沉积于关节内和周边组织的痛风石，然后修整病变部位的骨质和软组织，放置VSD装备，术后密切观察术口和引流情况。根据患者个体情况可选择行多次病灶清除术加VSD更换术以达到彻底清除病灶的目的。待术口引流干净后再择期行第一跖趾关节植骨融合加克氏针内固定术以重建关节解剖结构。具体为：用克氏针连接第一跖骨残端和第一趾骨，放入防粘连膜，保护骨缺损部位附近的肌腱，以克氏针作中轴，在克氏针周围依次放入多条细条状同种异体松质骨，使骨缺损的两端连接起来，以重建解剖结构。然后闭合切口，同时放置 VSD 装备。术后需要保证引流管通畅，注意观察引流液性状、颜色及量，根据情况及时调节负压参数；密切观察术口恢复情况和下肢感觉、血液循环；避免早期负重，定期复查 X 线片。除了第一跖趾关节，膝关节也是痛风发作的常见部位，但发生在膝关节的痛风性关节炎在早期往往容易误诊。患者的临床表现、尿酸水平、X 线片虽有助于诊断，但仍需要通过滑膜活检和关节液检查才能明确诊断，故临床上常常因为症状不典型而难以与其他膝关节疾病相鉴别，患者往往由于失治、误治导致痛风石沉积而引起僵硬畸形和活动受限，严重者甚至可以导致膝关节残疾。

针对因痛风石沉积影响膝关节活动功能的患者，主要采取关节镜手术来达到清除病灶、改善症状、恢复活动功能的效果。术前予促尿酸排泄和降尿酸药物配合内服健脾清热祛湿中药以降尿酸，待关节局部红肿热痛症状减轻，尿酸趋于正常水平，排除手术禁忌证后择期进行手术。手术于腰硬联合麻醉下进行，采取标准膝关节前外侧入路，伸入关节镜，依次检查髌上囊、髌骨关节、内外侧隐窝、前后交叉韧带、半月板、股骨髁、胫骨平台。术中在保护关节组织的前提下，尽最大可能清除附着于关节软骨、半月板、滑膜上的尿酸盐结晶，钳取病变滑膜组织送病理检查。术毕用生理盐水多次冲洗并放置引流管。术后嘱咐患者饮食以蔬菜、水果、牛奶为主，多饮水，戒酒，避免动物肝脏、海鲜等高嘌呤饮食；指导患者加强下肢功能锻炼，如股四头肌收缩、膝关节屈伸、足背伸、跖屈等，同时配合相关物理治疗加快患者康复进程；中药以清热健脾祛湿为法，以参苓白术散加减，可选用党参 15 g、茯苓 30 g、白术 15 g、山药 15 g、白扁豆 10 g、莲子 10 g、薏苡仁 15 g、砂仁 10 g、桔梗 10 g、甘草 6 g、山楂 9 g、布渣叶 12 g、玉米须 12 g、白茅根 10 g 等中药。

三、注重饮食调护及健康宣教

痛风是尿酸代谢紊乱导致尿酸盐沉积在关节组织中而引起的炎症性疾病，常常急性发病。虽然中医能根据病因分期辨证论治，并可取得较好的效果，但保持健康的饮食习惯，在日常生活中做好相应的预防措施，才是降低痛风发病率和复发率的关键。正如《黄帝内经·灵枢·逆顺》所言：“上工治未病，不治已病。” 要重视中医治未病思想，在临床工作中重视对患者进行自我保健的健康宣教，在运用中医疗法治疗痛风性关节炎的同时，指导患者配合饮食治疗，嘱患者坚持低嘌呤饮食，减少高脂肪、高蛋白、高糖类食物的摄入。另外，倡导患者适量运动，限制脂肪摄入，戒烟戒酒，保持心情舒畅，提高水分摄入，以达到防控高尿酸的目的。

四、病案举例

患者李某，男，40 岁，于 2018 年 7 月 1 日初诊。患者出现痛风 10 余年，平素嗜酒，不规律饮食，平均每 6 个月发作 1 ～ 2 次。最近 6 个月来，发作频率明显增加。1 周前，患者因食用海鲜及饮酒后痛风发作，以右脚第一跖趾关节红肿热痛为主，伴双

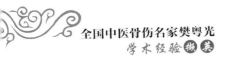

膝关节肿痛，行走困难，屈伸困难，活动受限，脘腹痞满，纳差，口干、口苦、小便黄，大便不爽，舌淡胖，苔黄腻，脉滑数。血尿酸摩尔浓度为 603 μmol/L。西医诊断为痛风性关节炎急性发作。中医诊断为痹证（脾虚湿热型）。中医以清热健脾、祛湿通络为法，方以参苓白术散合四妙丸加减，方药组成为：党参 15 g、茯苓 30 g、白术 15 g、山药 15 g、薏苡仁 30 g、砂仁 10 g、桔梗 10 g、甘草 6 g、布渣叶 12 g、苍术 12 g、牛膝 15 g、车前子 10 g、萆薢 10 g、土茯苓 30 g、黄柏 10 g、大黄 6 g。处方共 7 剂，每天 1 剂，水煎服，分别于早饭及晚饭后服用。患者须禁烟、禁酒、禁高嘌呤食物，适量运动，多饮水。继服 14 剂。患者于 2018 年 7 月 16 日二诊，主诉足趾、双膝关节疼痛明显减轻，关节活动趋于正常，无口干、口苦，纳眠可，二便调，舌淡红，苔薄黄，脉滑。复查血尿酸，血尿酸摩尔浓度为 450 μmol/L。原方去大黄，患者继服 14 剂。患者于 2018 年 7 月 30 日三诊，主诉已无明显自觉症状，疼痛肿胀均已消退，其摩尔浓度为 320 μmol/L。

五、小结

痛风性关节炎是一种需要长期管理的累及多关节的炎症性疾病，常常急性发病，引起受累关节红肿热痛、活动受限。中医重视整体观，在中医治疗痛风性关节炎方面注重标本兼顾，在治标的同时注重健脾扶正，标本兼治才能从根本上消除痛风。医者宜不拘泥于中医治疗，在发展中医之本的基础上充分利用西医之术。针对临床上一些失治、误治，由于痛风石累及关节，影响关节活动和功能的患者，建议根据患者病情，在排除手术禁忌证后，及早行手术治疗。这样往往能够挽救关节功能，避免病情加重而导致关节残疾，影响生活质量。故临床上中西医结合疗法可取长补短，根据患者情况医者选择合适的治疗方案，这可提高痛风性关节炎患者的疗效和生活质量。

第八节　应用虫类药治疗退行性骨关节炎经验

退行性骨关节炎是中老年人群常见的疾病，中医药治疗骨关节炎具有悠久的历史及显著的疗效。樊粤光受广州中医药大学风湿病专家陈纪藩的熏陶，重视虫类药物在退行性骨关节疾病中的应用，经过 30 余年的临床实践，总结了虫类药物治疗退行性骨关节疾病的心得体会。

一、樊粤光对退行性骨关节炎中医病机的认识

退行性骨关节炎是骨关节随年龄增加而逐渐发生的一种慢性、进行性、退行性疾病，其特征是关节软骨的退化及继发的骨质增生与滑膜炎症，导致关节疼痛、肿胀、僵硬、活动受限。其病理机制复杂，与年龄、肥胖、炎症、创伤、劳损、代谢、遗传等具有一定的联系，可发生于全身各个关节。在我国中老年人群中，发病率最高的退行性骨关节炎发生在腰椎，其次在颈椎、膝关节、手指关节及髋关节。

退行性骨关节炎属于中医"骨痹""痹证"范畴。历代医家认为，其病机为风、

寒、湿、热等外邪侵袭人体，闭阻经络。气血运行不畅，导致肌肉、筋骨、关节发生酸痛、麻木、重着、屈伸不利或关节肿大等为主要临床表现的病症。根据"邪之所凑，其气必虚"及"久病入络"理论，中医认为，机体气血亏虚，卫外不固，故风、寒、湿、热等外邪乘虚而入，侵袭人体肢体经络，凝聚关节，使局部气血运行不畅而发病。病机为本虚标实，早期以气血亏虚为主；病程日久，晚期以肝肾亏虚为主；风、寒、湿、热为邪气，邪实致瘀，瘀血阻滞经络贯穿疾病始终。早期以补益气血、活血驱邪为主，晚期以补益肝肾、破血散结为主。由于久病入络，病邪深伏，属于顽症痼疾，草木柔润之剂难生气血，亦不能入络，需采用虫类搜剔之法。治疗"骨痹"常用的虫类药有僵蚕、地龙、水蛭、全蝎、土鳖虫、蜈蚣、穿山甲、乌梢蛇等。

二、首先辨寒热，使用虫类药物

八纲辨证中首先辨寒热，再根据偏风、偏湿等不同，究其条目，确定祛风、散寒、除湿、清热等治疗原则。虫类药物的药性不同，不可混乱使用。僵蚕、蜈蚣性温，适用于寒邪偏盛之痛痹和/或阳虚体质，配伍祛风散寒和/或益气的药物温阳，如桂枝、羌活、独活、威灵仙、制乌头、附子、干姜；地龙、土鳖虫性寒，适用于热邪偏盛之热痹和/或湿热体质，配伍黄柏、牛膝、忍冬藤、萆薢、茵陈、银花藤；水蛭、全蝎、穿山甲、乌梢蛇性平，寒热均可使用，常与寒温虫类搭配使用，如全蝎配蜈蚣、穿山甲配地龙、水蛭配蜈蚣、水蛭配地龙等。全蝎走窜之力迅速，能走窜四肢搜尽一身之风邪，并能引诸药达病所，亦可逐瘀通络，为顽痹要药；蜈蚣力猛性燥，善走窜通达，息风解痉镇痛功效强，两者常相须为用。

三、其次辨发病部位，搭配引经药物

痹证可发生于全身各个关节，以痛为主要表现，辨证时既要辨病也要辨部位，药性之升降浮沉需与病变部位相一致。颈肩部及上肢疼痛，选全蝎、僵蚕、蜈蚣，颈肩部配伍羌活、葛根，上肢配伍老桑枝、姜黄；腰背部疼痛，选蜈蚣、乌梢蛇，配伍杜仲、狗脊；下肢疼痛选蜈蚣、水蛭、穿山甲，配伍独活、木瓜、牛膝。

四、与现代药理研究相结合

对中药进行药理研究，有助于深入了解其作用机制，对临床应用具有指导意义。研究表明，上述几种虫类药物均具有一定程度的镇痛作用。邹龙等通过偏头痛小鼠实验证实了全蝎的镇痛作用；汪梅姣等采用热板法和扭体法实验比较蜈蚣、地龙、土鳖虫的镇痛作用，发现三者均具有明显的镇痛作用，蜈蚣镇痛作用最强，其次是地龙、土鳖虫。土鳖虫具有明显抗凝血和抗血栓作用，故活血化瘀之效更优。穿山甲水提取物具有明显提高小鼠的痛阈值及抑制化学刺激致内脏疼痛的作用。全蝎、蜈蚣配对使用，可有效减轻胶原性关节炎（collagen-induced arthritis，CIA）大鼠关节局部炎性细胞浸润和关节软骨损伤，从而减轻关节疼痛。水蛭可溶解神经钳夹伤处的血栓及局部的纤维蛋白，减少其对成纤维细胞的趋化作用，使阻碍神经轴突生长的瘢痕减少从而有利于神经功能的恢复，有效减缓肌萎缩的发生。

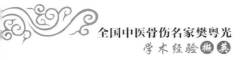

五、注意虫类药物的毒性

《本草纲目》（金陵版点校本）记录 131 种虫类药物。其中，有毒者共 41 种，占虫部中药 31.3%；有毒、小毒的比例大于 90%。因此，在使用虫类药物的时候务必注意其毒性及妊娠用药。上述药物中蜈蚣、水蛭均具有堕胎的作用，妊娠妇女禁用。对于虫类药物的使用剂量，古籍多推崇生品。为了减轻或消除药物的毒性，现常采用炮制方法，可参考《中药药典》或《方剂学》。在常用的虫类药物中，全蝎、水蛭、蜈蚣均有毒，因此，使用时必须根据患者的体质，辨证使用药物，从小剂量开始，中病即止，不可过量久服，做到邪去而不伤正。

总之，虫类药物在中医药宝库中占有重要的地位，现代药理研究已证实其有效性。在治疗退行性骨关节疾病中，凡久病、疼痛剧烈者，根据"久病入络"理论，处方中常加用虫类药物。行痹，疼痛游走不定者，加全蝎、蜈蚣、乌梢蛇。风为百病之长，全蝎为治风之要药，配蜈蚣，剔刮全身经络之风。着痹，疼痛酸楚不适、肢体沉重者，选用僵蚕、蜈蚣、地龙、穿山甲；痛痹，疼痛剧烈、遇寒加重、得热则减者，选僵蚕、蜈蚣；热痹，局部红肿热痛者，选地龙、水蛭；腰部疼痛者，选蜈蚣、乌梢蛇；久病见血瘀者，选土鳖虫。

六、典型病案

何某，女，54 岁，体型偏胖，右膝关节疼痛 1 年，上下楼梯及下蹲时疼痛明显，平路行走可减轻，伴下肢乏力，被诊断为"右膝髌骨软化症"，口服双氯芬酸钠缓释片后症状可减轻，停药后复发。时常咽干、口苦，二便调。患者否认其他疾病。查体结果：双膝无肿胀，局部皮温、肤色正常，右膝内侧关节间隙压痛（+），髌骨研磨试验（+），挺髌试验（+），抽屉试验（-），麦氏征（-）。院外 X 线片结果：右膝退行性改变，K-L 2 级。舌暗红、少苔，脉弦细。中医诊断为骨痹（肝肾亏虚证），西医诊断为右膝骨关节炎。处方：山茱萸 10 g、熟地黄 20 g、知母 10 g、杜仲 10 g、巴戟天 10 g、威灵仙 10 g、骨碎补 20 g、蜈蚣 2 条。患者服药 2 周后，右膝关节疼痛明显减轻，但右膝仍酸软乏力，无咽干口苦，舌淡红，苔薄白，脉弦。原方去知母、蜈蚣，加黄芪 10 g、党参 15 g、延胡索 30 g。患者服药 2 周后，右膝疼痛缓解，无下肢乏力，长时间深蹲时稍有不适。

患者为中年女性，患有右膝骨关节炎，病程长，辨证可知证属肝肾亏虚兼血瘀。该病早期风寒湿邪侵袭人体，治疗不当，久则入络，加威灵仙以祛风湿、通经络；久则损伤肝肾，加山茱萸、熟地黄以滋补肝肾；阴虚内热，加知母以清虚热；加杜仲、巴戟天以补肾阳、强筋骨、祛风湿；经络受阻，气滞血瘀，加骨碎补以补肾强骨、活血化瘀，如蜈蚣以息风解痉镇痛（图 4-21）。2 周后，患者疼痛缓解，膝关节乏力，无阴虚内热，故去知母、蜈蚣，中病即止，加黄芪、党参以补气，加延胡索以止痛。

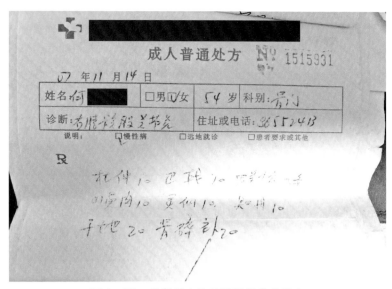

图 4 -21 补肾活血治疗髌骨关节炎处方

第九节 骨伤病康复思想

临床上常见部分骨伤科患者的骨折脱位的复位固定效果较佳，影像复查情况也良好，但患肢功能恢复不尽人意，存在不同程度的功能障碍，影响患者的工作和生活。其原因常为这类骨伤科患者未及时接受有效的康复治疗。临床治疗只为患肢功能的恢复创造基本条件，而要实现功能更快、更好的恢复，则需要借助康复治疗。樊粤光十分重视骨伤科疾病的康复治疗，强调骨伤科医师不仅要积极救治骨伤患者的肢体，还要恢复肢体功能，达到损伤修复和功能恢复两者兼顾的效果。

中医骨伤科源远流长，骨伤科前辈们凭借长期积累传承的经验治愈了许多骨伤患者，在骨伤患者的功能恢复方面给我们留下不少宝贵经验。这些经验凝聚着中医骨伤科的医学智慧，既能有效地治疗骨科伤病，又能促进功能恢复。其中，以"动静结合，筋骨并重，内外兼治，医患合作"的治疗原则堪称精华。樊粤光在上述中医骨伤科治疗原则的基础上，融合现代康复的理念与技术，探索、总结的骨伤病康复思想。

一、动静结合，医患合作

动为功能锻炼，静为制动固定。对于骨伤患者，治疗时必要的"静"是基本，其目的在于保证损伤肢体的组织修复。合理的"动"是关键，其目的在于促进损伤肢体的功能康复。两者既矛盾又统一，不可或缺。"静"是损伤组织修复的基本条件，合理的"静"有利于骨伤患者的损伤组织修复。损伤组织只有得到有效修复，才能为进一步功能康复创造前提。因而，在骨伤科疾病的治疗中，樊粤光十分注意"动""静"两

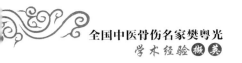

者的平衡，在骨伤疾病的基础治疗上，首先要对骨折脱位等伤病给予正确的复位，而后给予良好的固定。其中，良好的固定对于功能康复尤其重要。

骨伤科疾病的固定方法多种多样，有石膏固定、小夹板固定、牵引固定、外固定支架固定及内固定等，各种固定方法的选择应根据疾病的具体情况而定。从功能康复的角度出发，固定方法选择的基本原则是：①在确保稳定性的前提下，首选相对简便的固定方法并尽量进行小范围固定，从而把对肢体活动的限制控制在小范围内，这有利于功能锻炼。②固定的时间要适度，应根据不同损伤组织和患者个体差异确定相应的固定时间，及时拆除外固定。过早拆除外固定不利于损伤组织的修复，并可能造成复位后再移位。而过晚拆除外固定，则会造成肌肉骨关节的短缩或挛缩，影响肢体功能，不利于功能恢复。因而，骨伤患者要注意在伤病不同阶段进行合理的"动"，这是患肢功能得以更快、更好地恢复的必要条件。合理的功能锻炼可加强骨折患者断端的接触，有利于骨痂的增长，促进损伤组织的肿胀消退，减少损伤软组织萎缩和关节挛缩，改善肢体功能。功能锻炼的基本原则：①功能锻炼要在医师或治疗师指导下进行，保证功能锻炼的安全性和有效性。②功能锻炼的内容和强度应该因人、因病而异，注意循序渐进。③上肢功能锻炼的目的重在恢复上肢的灵活性，下肢功能锻炼的目的重在恢复下肢的稳定性。

在功能锻炼过程中，实施康复治疗的主体逐步由以医护人员为主转移到以患者为主，患者功能恢复的速度和最终恢复程度，不仅与原发损伤有关，也与患者是否充分遵循医嘱进行康复训练有关。因而，康复治疗过程中，医患合作十分关键。一般情况下，骨伤患者康复治疗过程中由于担心损伤复发或加重，或惧怕活动时产生疼痛，程度不一地存在不愿活动或活动量不足等情况。这种情况下，要求医师能良好沟通并使患者相信，在医生指导下的功能锻炼是安全的，从而充分调动患者的依从性和积极性，主动进行功能锻炼。只有由"要我练"变为"我要练"，才能达到更好的康复效果。骨伤科康复治疗中，医患合作非常重要，缺一不可，否则很难取得理想疗效。

二、筋骨并重，中西结合

中医认为人体是一个统一的整体，骨为人体的支架，皮肉筋脉为人体之外围。在生理上两者互相协调，维系着人体的功能活动。在病理方面又互为影响。因而，在骨伤科康复治疗中要重视筋骨并重，要求两者兼顾。在膝骨关节炎的康复治疗上，上述理念体现得尤为明显。

中医素有"膝为筋之府""筋力刚劲，故能约束骨骼，动作强健"之说。因而，膝骨关节炎虽然主要表现为骨关节的疼痛和活动障碍，但膝关节周围的软组织对该病发生、发展和治疗均有重要影响。现代康复医学研究结果表明，对膝骨关节炎患者而言，一方面，关节疼痛所引起的活动减少可造成关节周围肌肉肌力下降和韧带强度减弱，降低膝关节的稳定性。另一方面，膝关节稳定性下降可反过来造成关节应力分布异常，加剧关节疼痛与软骨损伤。这样，疼痛、肌力下降和关节失稳之间形成恶性循环，共同加剧了膝骨关节炎病情的发展。因而，在膝骨关节炎的康复治疗上，一方面，要遵循中医骨伤科传统，患者可行五禽戏、八段锦、易筋经、少林拳、太极拳等传统功能锻炼，以促使全身气血运行及脏腑经络功能恢复；另一方面，要借鉴引进现代康复的技术，主张加强膝关节周围肌肉的专项功能训练，予以肌力训练、关节活动度训练、本体感觉训练、平衡功能训练及开链闭链相结合等专项功能锻炼，针对性提高膝关节周围肌肉对膝关节的控制性和保护性，以增强膝关节稳定性，从而阻断膝关节炎关节退变的恶性循环。上述康复治疗过程中，膝关节进行着各种关节活动，该活动对膝关节软骨产生压缩和放松作用，压缩时软骨基质内的液体溢出到关节腔，放松时关节腔的关节液溢入软骨基质，从而促进关节软骨的新陈代谢，有利于关节软骨修复。通过上述传统功能锻炼和康复训练，对膝骨关节炎的康复治疗达到"从筋治骨""筋骨同治""骨正筋柔"的效果。

三、内外兼治，整体康复

根据中医的整体观念，骨伤科患者除局部可见的伤病外，往往也伴有全身的气血经络或脏腑损伤。因而，在康复治疗上不仅要重视局部伤病的康复，也要重视整体伤病的康复。应根据骨伤患者的不同病情来辨证论治，给予中药内服外用，从而达到内外兼治、整体康复的目的。以中医骨伤科骨折的药物治疗三期辨证为基础，结合康复患者的不同发展过程，将骨伤科康复的中药治疗分为初、中、后三期阶段，分别予以疏通气血、续损生新、强筋壮骨并舒筋活络等治法。对于康复初期患者，其原发损伤症状已基本稳定，但瘀阻未尽，应以疏通气血为主，可选用的方剂有复元活血汤、和营止痛汤、正骨紫金丹、和营通气散等。根据病情可酌情加减，活血药如川芎、红花、丹参等，疏气药如制香附、柴胡、郁金等。对于康复中期患者，损伤肢体筋骨已有连接，但尚未坚实，应以续损生新为主，可选用续骨活血汤、新伤续断汤、接骨丹、接骨紫金丹等方剂，根据病情可酌情加减，接骨药如锻自然铜、续断、骨碎补等。对于康复后期患者，筋骨已续，但尚不强壮，同时合并筋肉拘挛或关节不利，应以强筋壮骨并舒筋活络为主，可选用壮筋养血汤、生血补髓汤、养筋健骨汤、舒筋活血汤、蠲痹汤等方剂。用方根据病情可酌情加减，如杜仲、肉苁蓉、菟丝子、补骨脂、伸筋草、宽筋藤等。

四、综合治疗，全程康复

《黄帝内经·素问·异法方宜论》云"圣人杂合以治，各得其所宜，故治所以异而病皆愈"。在骨伤病康复中，主张针对不同的病情，以中医学整体观念和辨证论治为指导，杂合以治，运用中药内服外用、针灸推拿、气功导引等中医传统疗法，结合饮食疗法、情志疗法，并引入现代康复的肌力训练、本体感觉训练、关节松动术等手段，对患者予以综合性治疗和全程康复，以求取得更好康复疗效。在膝关节置换术的康复治疗上，上述理念得到明显体现。

在对膝关节置换术患者进行康复治疗时，要行围手术期康复，对患者予以术前康复、术中康复及术后康复的全程康复。

（1）术前康复。①健康教育。术前主管医师向患者沟通和解释关节置换术的相关

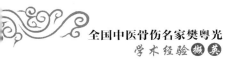

问题，让患者对术前术后可能出现的情况有客观了解并降低对手术的恐惧，为术后康复做好心理准备，增强其依从性。②康复训练。膝关节置换术患者术前程度不一地存在因膝关节疼痛或功能障碍而出现的肌力下降、本体感觉减退等问题。术前进行肌力、本体感觉等训练，并模拟一些术后的训练动作，不仅可改善相关功能，还可让患者对康复训练方法有基本了解和切身感受，有利于术后康复的进行。

（2）术中康复。在行膝关节置换术手术时，手术操作不仅要从临床的角度出发，也要从康复的角度出发来设计手术和实施术式，注意功能恢复的重要性，减少手术可能造成的功能损伤，从而为术后康复打下良好基础。

（3）术后康复。术后早期即开展康复治疗：①患肢的摆放。患侧下肢稍抬高，并在小腿下方垫枕头使膝关节悬空，利用肢体质量力使膝关节过伸，达到膝关节过伸练习。②踝泵练习。可有效降低下肢深静脉栓塞风险。③中医综合治疗。根据术后康复的不同阶段，分别予以中药内服外用和针灸推拿等处理。同时，可进行饮食疗法和情志疗法。④物理治疗。予以冰敷、超声波、超激光等物理治疗，可消肿止痛，促进损伤组织恢复和功能康复。⑤康复训练。根据关节置换术后的不同时期和患者的个体情况，循序渐进地予以不同方式的肌力训练、本体感觉训练、平衡训练、关节活动度训练、日常生活能力训练和职业训练，让患肢逐步恢复功能，重返家庭和社会甚至工作岗位。⑥院外随访。为患者制订家庭康复训练方案，根据随访情况调整家庭康复训练方法。通过综合治疗和全程康复，能更快、更好地恢复患者功能。

第十节　骨科生物力学学术思想

骨科生物力学是以骨骼、肌肉系统为主要研究对象，研究骨骼、肌肉等组织在负荷作用下的力学特性和变化规律的学科，它的最终目的是剖析骨骼系统的力学性质，揭示骨骼生长、发育、吸收和改建与负荷之间的相互关系，给出骨科临床面临的这类力学问题的精确定量分析，为临床骨科预防骨损伤、诊断治疗骨科疾患、进行骨矫形和骨移植等提供理论依据。

中医骨伤科学萌芽于夏商周始，有着悠久历史，在长期与骨科疾病斗争中积累了丰富的经验，并逐渐形成其独特、完整的理论体系，其中包含了很多力学原理。《医宗金鉴·正骨心法要旨》成就突出，总结出"摸、接、端、提、推、拿、按、摩"等整套手法，不仅将正骨手法进行高度概括，而且根据骨折常见的移位规律，将用力的方向、方式、技巧等综合起来以便于临床应用，这是古人在骨伤方面运用力学知识的典范。手法治疗骨伤科疾病是中医学骨伤科的又一特色。手法是通过机械功使机体获得一定能量，从而促进局部血液循环，改善营养状况，有松解局部炎症粘连等作用。此外，手法能纠正体内因力系统不平衡而致的解剖学微细变化，即"疏通经络，行气活血"。

樊粤光在多年的医学、教学、研究工作中不断思考骨科生物力学理念在骨科临床疾病的中西医结合治疗中的运用，并将骨科生物力学理念与数字骨科、有限元分析等现代

技术相结合，进行多角度、多层次的科学研究，积极探索骨科生物力学的新发展，在骨科生物力学领域积累了丰富的经验。

一、继承传统中医手法、善于借力用巧

樊粤光在多年骨科疾病临床治疗中始终贯彻着自己对生物力学理念的理解与思考，以生物力学科学理念结合传统中医思维，指导骨伤手法复位、手术操作、临床诊疗等工作。

在骨伤脱位的传统中医骨伤科手法整复保守治疗中，樊粤光将正骨八法与生物力学三维空间体系相结合，将整复手法产生的作用力分解为轴向用力、旋转用力和切面侧向用力，根据逆损伤机制反向复位，在三维空间力学体系中达到平衡复位、科学复位。在复位过程中重视骨骼、肌肉发挥不同的力学传导机制，重视力的合理使用，与中医骨伤科治疗原则"动静结合、筋骨并重、内外兼治、医患配合"相契合。

在骨折的手术治疗中，樊粤光善于思考骨折发生的力学机制，重视手法与器械辅助复位相结合，按照"欲合先离，离而复合"的原则，合理运用正骨八法等手法对骨折端进行复位操作，恢复骨折端正常解剖结构，疏通局部瘀滞的气血，梳理筋络。在此基础上，他按照骨折的情况、患者的综合条件和创伤的不同程度，对骨折进行绝对稳定或相对稳定的固定，力求获得力学和生物学平衡，促进骨折的愈合，术后指导患者对患肢进行早期和安全的活动及康复训练，促进康复。

在常见骨科疾病的临证中，樊粤光从多角度进行辨证思考，既根据患者的症状、查体、舌脉等进行中医辨证治疗，又从生物力学角度对疾病发生的机制进行思考辨证，达到综合治疗。例如，在股骨头坏死的辨证治疗中，在中医药辨证内服外用治疗基础上，他根据股骨头坏死部位分析其生物力学的治疗方案，对具体问题进行具体分析，选择不同的保髋术式治疗；在膝骨关节炎治疗中，他重视调整下肢的异常力线分布，结合膝骨关节炎"肾虚血瘀"的辨证要点，将中医药结合手术进行治疗。

二、早期开展调整下肢异常力线治疗膝骨关节炎

膝骨关节炎是以膝关节软骨退行性改变、软骨下周围骨质增生硬化，伴骨赘形成病理特征的慢性进行性膝关节病变，主要表现为关节疼痛、肿胀、僵硬等，是中老年常见的疾病。该病治疗方法繁多，早期主要以缓解疼痛、改善关节功能、延缓疾病发展为目的；晚期以关节置换为主。膝骨关节炎属于中医"骨痹"范畴，其主要病机为肾虚、血瘀。中医学经过几千年的实践，不断积累经验、教训而发展，精髓是"整体观念"，治疗以辨证论治为基础。在临床治疗膝骨关节炎的过程中，中医主张阶梯治疗，在膝关节软骨完全磨损之前，应从整体着手，结合局部关节病变情况综合分析。例如，对于因膝关节内翻或外翻导致下肢力线异常分布，载荷传导紊乱，可行高位胫骨截骨手术以治疗。

早在 20 世纪 90 年代，樊粤光根据对骨科生物力学理念的思考，设计开展高位胫骨杵臼截骨方法来治疗退行性膝关节病，是国内早期认识到骨关节炎病因来自力线紊

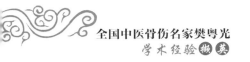

乱并设计矫正力线微创手术的专家之一。膝关节（包括骨、韧带、半月板）损伤晚期常导致骨关节炎，其主要原因是载荷传导的紊乱，并因此引起关节软骨的退行性病变及股胫关节面受力不均。因膝关节的屈伸运动是自旋式的滑动加滚动，股骨髁关节面上的运动幅度远大于胫骨髁部的。因此，胫骨软骨髁退变又较股骨髁的为重。若发生退变的部位持续受到过高的压应力，软骨损伤将不断加剧而无修复机会。但软骨细胞确实存在着增殖和合成基质的能力，而且此种能力在软骨细胞受到刺激时会更加旺盛。高位胫骨杵臼截骨通过小腿的外翻（或内翻），使退行性膝关节病位于内侧（或外侧）的下肢机能力线而外移（或内移），从而均等关节面的压应力，使退变的关节面受到刺激，软骨细胞增殖和合成基质的能力增强，因而病变部位的骨及关节软骨得以修复。髌韧带止点相对外移（或内移），可使负重力线的改变得以维持和稳定，达到永久性矫正力线的目的。

高位胫骨杵臼截骨有断端接触面积大、骨折愈合快、关节面矫正满意、临床症状改善明显等优点。通过对胫骨近端截骨，重新调整下肢异常分布的力线，降低膝内侧间室的负荷，改善膝关节内侧间室的生物力学环境并增加其血液循环，从而促进病变软骨修复合成，术后患者关节疼痛及关节功能均有显著改善。该方法适用于退行性膝关节病伴膝关节内外翻畸形的病例。

三、提出"三部失效"的股骨头坏死塌陷机制

在骨科科研工作中，樊粤光始终关注着骨科生物力学相关研究的发展，将数字骨科、有限元分析等引入生物力学研究中，探索这些技术在临床骨科疾病诊疗中的实际应用。

在股骨头坏死的保髋治疗中，通过开展股骨头坏死生物力学特性的数字化表达和临床应用、个体化股骨头坏死塌陷风险预测和最优保髋方案的数字化研究与临床应用、特定个体数字化股骨头坏死三维有限元模型的建立及验证、股骨头坏死"三部失效"塌陷机制假说的实验和临床研究、Sugano 分型载荷传递模式的计算生物力学研究等多项研究，樊粤光对股骨头坏死进行深入的生物力学思考并取得卓越成果，提出股骨头坏死"三部失效"塌陷机制假说。其所在的医院在股骨头坏死生物力学方面的研究始终在这一骨科领域的前沿。

股骨头缺血性坏死是由于机械性血管损伤、血管栓塞或血管受压，导致股骨头的血供遭到破坏，进而骨细胞成分死亡，股骨头内生物力学发生改变，导致股骨头塌陷、变形的一种破坏性疾病。股骨头坏死的塌陷率非常高，约80% 未经治疗的患者在发病 1～4 年会发生塌陷，约87% 的患者从塌陷开始到需行全髋置换仅为 2 年。全髋关节置换只能当作治疗股骨头坏死的终极手段，保留自身髋关节仍是目前公认的治疗目标。以清除死骨、替代植骨和重建血供为主要目标的手术仍是现今的主要保髋方法，但保髋治疗往往因为股骨头塌陷而有较高的失败率。股骨头坏死的塌陷机制仍未被阐明，但公认它与生物学和生物力学两大因素相关。大多数股骨头坏死临床保髋研究都偏重于生物学因素，对生物力学因素缺乏足够的重视和全面的认识。保髋手术疗效不确切的主要原因是

在理论上对塌陷机制缺乏全面认识，在实践中缺乏有效重建股骨头内部生物力学稳定和保障坏死区有效生物学修复的方法。

坏死发生后，坏死区内的有机成分（细胞和骨基质）死亡崩解，残留无机骨矿成分。这使区内的骨重建能力丧失，但由于骨矿成分的存在，早期坏死区的结构力学性能并没有受到太大的破坏。①随着日常活动载荷引起的微损伤的累积，坏死区内无修复能力的骨小梁逐渐发生疲劳骨折。当这些微骨折累积并扩展时，一方面，引起更大范围的骨小梁骨折，出现肉眼可见的显性骨折；另一方面，由于骨小梁应力性损伤甚至断裂，传递来自股骨头表面载荷的能力降低甚至丧失，使其他结构承担更多的载荷（应力遮挡效应），并出现应力集中。②当这样的病理载荷和应力集中反复作用，超过皮质骨壳的载荷极限时，还会导致皮质骨壳的皱褶或者剥离。③坏死发生后的短时间（两三周）内，机体就在坏死区与活骨区边界启动修复反应。因此，这个区域又被称为修复反应带随着新生血管的长入和活性细胞的导入，修复反应带启动骨重建的进程，一方面，骨吸收增加，但另一方面，由于应力遮挡效应导致骨形成不足，两方面作用导致修复反应带的局部结构完整性和强度都降低。在边界应力集中的损害下，该局部结构发生屈服和失效，即边界区发生骨折和层状压缩，层状压缩一方面造成坏死区整体性沉降，另一方面造成边界区硬化带形成。边界区骨折、坏死区整体性沉降和硬化带的形成意味着坏死区被隔绝和修复反应的停滞。上述 3 种机制互相竞争，启动塌陷进程，恶性循环加速塌陷进程，最终导致股骨头整体塌陷（图 4 - 22 至图 4 - 24）。

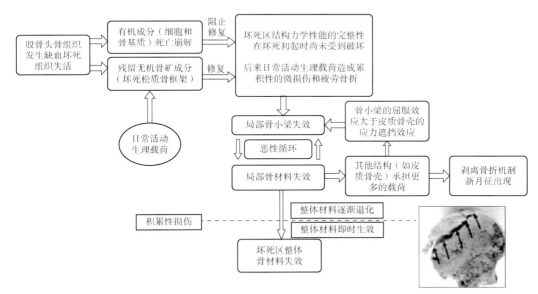

图 4 - 22　股骨头坏死"三部失效"塌陷机制学说之一——坏死区骨小梁的疲劳骨折

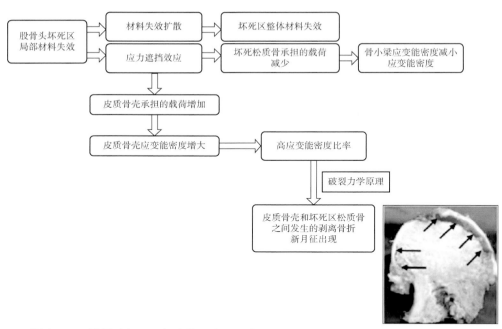

图4-23 股骨头坏死三部失效塌陷机制学说之二——软骨下皮质骨壳的皱褶或剥离

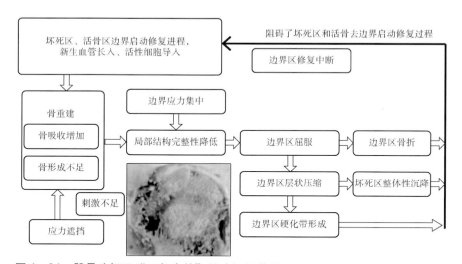

图4-24 股骨头坏死"三部失效"塌陷机制学说之三——修复反应带的吸收沉降

四、教书育人，推动骨科生物力学发展

樊粤光不仅身体力行地投入骨科生物力学的临床与科研工作中，更在骨科生物力学的教学工作中倾注大量精力，参与骨科生物力学教材编写工作，指导学生思考生物力学难题，探索生物力学新发展，传承自己的骨科生物力学理念。多位中医骨伤科中青年专家在樊粤光的指导下，开展许多骨科生物力学科研与教学研究，他们薪火相传，共同为

骨科生物力学的可持续发展做出贡献。

1. 赵京涛：立足骨科生物力学教学，理论指导临床工作

樊粤光的学生赵京涛长期致力于骨科生物力学教学及研究工作，负责本科课程"骨伤科生物力学"教学及教学方法改革，担任卫生部"十二五"规划教材《生物力学》副主编和国家中医药局"十三五"全国高等院校规划教材《骨科生物力学》主编。樊粤光作为主审，和赵京涛一起，根据现代骨科的发展，在目录编排过程中，力争涵盖骨科的方方面面，体现当代骨科的发展前沿，做到骨科从基础到临床均章目清晰，并且将血管、神经、生物材料、康复和运动等学科中与骨科交叉相关的内容作为独立章节进行阐述。他们在力求教材内容全面的基础上，有的放矢，适当创新，对重点内容进行结构调整，合理整合，使教材尽量满足教学、研究和临床实践需要。

赵京涛长期跟随樊粤光从事骨科生物力学临床及试验研究，逐渐发展个人对骨科生物力学的思考见解，发表骨科生物力学相关研究学术论文多篇，成为国内知名骨科生物力学研究专家。

为了探讨最佳的支架外固定方式及优化参数，赵京涛采用7具新鲜尸体的股骨（含股骨头）标本，人为地造成股骨粗隆间骨折，进行外支架固定的优化生物力学实验。如果能利用生物力学中骨重建优化原理，确定最佳的力学参数，将治疗措施量化，就有可能设计出最佳的骨折固定装置。他将试件置于 WE-5 型生物力学试验机上，分别对支架的4种力学参数（如倾角、偏心距、针距、针数）进行轴向压缩实验，绘出载荷－位移曲线，比较不同固定条件下支架的强度。结果表明，倾角固定在130°时支架刚度明显优于100°时的，偏心距、针距均与支架强度成反比，针数与固定强度成正比。这提示临床治疗应根据生物力学原理，优化利用外固定支架各参数，达到最佳固定效果。

进入21世纪，伴随着现代计算机技术的飞速发展，有限元分析被广泛应用于骨科生物力学研究中。赵京涛广泛深入学习有限元分析等先进技术，大量阅读国内外前沿研究文献，对有限元分析在临床骨科生物力学研究中的应用做了综述。他应用有限元分析解决骨科生物力学问题，该技术的优点在于物理概念清晰、易于掌握；该技术还具有灵活性和通用性，对各种复杂的骨骼几何结构、边界条件、材料的不均匀性都能加以处理。有限元分析在骨骼、关节与人工关节、脊柱与椎间盘的应力分析中具有明确应用研究价值。计算机骨骼三维重建和显示给医用图学领域带来突破，它将一组连续骨骼断层图像输入计算机，经图像处理与图形学处理后，在二维屏幕上显示骨骼的三维结构。这样它就能更加真实、形象地再现骨骼（包括人工关节、内外固定器械）内部各组织的空间结构，为诊断、手术计划的制订、生理参数的测量、解剖组织的研究，并为整形外科、骨科等提供有效的信息。这些学术观点将骨科生物力学推向更深入、更广泛的发展方向。

赵京涛团队深入思考儿童肱骨髁上骨折后肘内翻发生的生物力学原因，探究"宁前勿后，宁桡勿尺"的手法复位原则的生物力学原理（图4－25）。通过利用有限元分析建立儿童肱骨髁上骨折残留移位复位模型，根据骨折块移位的方向和接触面积的大小分组，进行外力加载，记录骨折端面前后缘应力值及 Baumann 角，分析对比数据。结果如下。

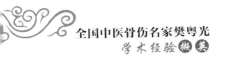
（1）后内侧移位模型组的后侧缘应力值显著增高；后侧移位模型组的次之，接触面积为75%时其应力值显著高于其他组。

（2）前侧缘应力值对比中，前内侧45°移位模型组的应力值与其他组的应力值的差异有显著性意义，接触面积为85%时其应力值普遍较高。

（3）前后侧缘应力对比结果显示，后侧移位模型组的应力增幅明显高于前侧移位模型组的，内侧移位模型组的载荷后其Baumann角显著增高。

（4）结果提示，移位方向改变应力集中的区域。相对而言，后侧移位下应力增量更加显著，骨折端接触面积减少，相应统计区域的应力明显升高，远端骨折块正内侧移位显著改变Baumann角，实验结果在力学上支持肱骨髁上骨折远端骨折块移位的假说，"宁前勿后，宁桡勿尺"的复位经验原则有一定的力学上的依据。

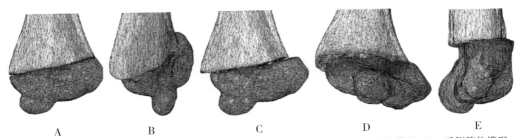

A：无移位模型；B：前内侧45°移位模型；C：内侧移位模型；D：后内侧45°移位模型；E：后侧移位模型。

图4-25　残留移位复位有限元模型

2. 林梓凌：继承与发展，生物力学结合断裂力学新探索

师承于樊粤光的林梓凌，从事中医骨伤科临床、教学与科研工作多年，特别在骨与关节损伤的生物力学研究中有较大贡献。林梓凌团队善于使用有限元分析模拟分析骨伤科常见疾病的生物力学机制，从中探究骨科临床治疗新思路。

近年来，国内外研究者针对材料的断裂问题进行大量实验和研究，断裂力学应运而生。林梓凌将材料断裂力学与有限元分析方法相结合，运用计算机仿真技术，进行大量生物体的整体或局部受力分析，模拟了不同情况下老年髋部骨折发生的三维断裂模型，为进一步理解、防治老年骨质疏松性髋部骨折做出贡献，其研究获得国家自然科学基金的支持。

有限元分析在骨质疏松性骨折的优势在于能精确而全面地描述骨在应力下的特性，并将不同状态下的骨应力分布和位移及其总体趋势很好地表现出来。因此，有限元分析可以模拟各种骨折，并分析其损伤的发生机制。运用有限元分析研究老年股骨颈骨折，主要是通过计算等效应力，结合骨折失效的准则，分析跌倒外力导致骨折的发生机制。但判断的依据仅限于骨折失效的起始点，未完全反映骨折断裂实际情况。目前的研究更多的是集中于骨本身的骨强度、骨质量等静态分析，而结合断裂力学分析——骨小梁微损伤—裂纹扩展—微骨折—骨折断裂这一过程的分析尚且欠缺。连续损伤力学可直接分析构件的受力和破坏过程，是工程力学领域关注的热点。骨折的发生可看作是骨质材料破坏的过程。材料在持续负荷作用下发生微裂纹，导致材料刚度和强度等降低，微裂纹积累到一定程度就出现裂纹扩展，继而发生大面积的裂纹，进而导致材料的折断和

失效。

　　实验得出的应力－位移曲线显示，骨骼失效断裂时应力出现急速下降。股骨颈外上方最早出现失效点，最高值达 111 MPa，并由此向内下方断裂及裂纹拓展，最后构成股骨颈骨折 Garden Ⅳ 型断裂模型。运用图像配准技术将断裂模型与患侧骨折线走向相比对，匹配度达到83%，在有限元分析过程中骨骼设置的材料属性将对断裂的发生发展产生影响。根据骨骼的形变率及骨骼特性，骨骼的断裂主要分为骨骼受到创伤性载荷作用而发生的断裂和受到交变载荷作用而发生的断裂，因此，不应该忽视骨骼的弹塑性特征。严格意义上说，人体骨骼系统在运动时属于非线性、黏弹性、各向异性材料是更为贴切的（图 4－26 和图 4－27）。

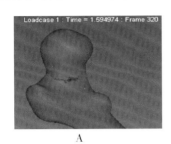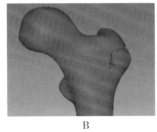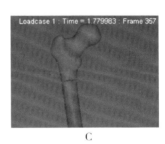

A：股骨颈骨折；B：股骨大结节骨折；C：骨干骨折。

图 4－26　股骨骨折位置断裂

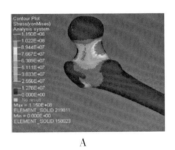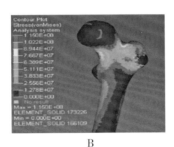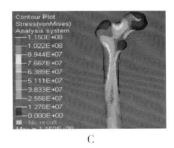

A：股骨颈骨折；B：股骨大结节骨折；C：骨干骨折。

图 4－27　股骨断裂前的范式应力云图

3. 庞智晖：开辟股骨头坏死保髋治疗的生物力学研究

　　庞智晖长期跟随樊粤光进行骨科生物力学、数字骨科、有限元分析等研究，现任广东省生物医学工程学会骨伤临床与康复技术专业委员会委员、广州中医药大学国家重点学科——中医骨伤科数字骨科和生物力学实验室负责人，完成多项骨科生物力学实验研究，在临床开展了"基于三维重建和有限元分析的股骨头坏死个体化手术规划和临床应用"探索性新技术项目，擅长运用数字骨科和生物力学分析进行微创保髋治疗。

　　樊粤光团队利用现代影像技术和解剖知识认识股骨头坏死围塌陷期内股骨头生物力学结构失稳的特点，对"辨稳论治"微观辨证理念指导下的股骨头坏死围塌陷期分型及其临床应用价值进行探讨；经过系列研究，该团队率先提出股骨头坏死"三部失效"

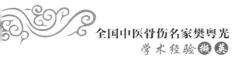

塌陷机制假说，提出维稳修复保存自身髋关节的新理念和旨在重建股骨头前外侧柱的保髋新术式，短期疗效优良，显示的远期临床疗效和作用机制值得期待和深入研究；根据股骨头应力和坏死分布特征，该团队利用双平片方法呈现立体的坏死部位和范围，改良股骨头的三维分区，制订新分型标准，提出基于正蛙位双平片的股骨头坏死立体分型系统——广州中医药大学生物力学实验室分型。

庞智晖研究团队还运用数字骨科等技术针对股骨头坏死的生物力学研究进行深入而前沿的探索。

4. 曾意荣：继承生物力学理念，开启力学矫形新篇章

曾意荣从事髋、膝关节疾病基础和临床研究多年，现为广州中医药大学第一附属医院国家重点学科——中医骨伤科的学术带头人。曾意荣继承樊粤光在治疗膝骨关节炎的下肢异常力线调整理念，运用开放楔形胫骨高位截骨术（open-wedge high tibial osteotomy，OWHTO）治疗膝骨关节炎，并进行深入的研究探讨。

OWHTO 通过对胫骨近端截骨，重新调整下肢异常分布的力线，降低膝内侧间室的负荷，改善膝关节内侧间室的生物力学环境及其血液循环，从而促进病变软骨修复合成，术后患者关节疼痛及关节功能均有显著改善。OWHTO 术后出现胫骨后倾角（posterior tibial slope，PTS）增大及髌骨高度（patellar height，PH）降低。这种变化是由矫正角度、合页位置、内固定物位置、植骨、浅层内侧副韧带松解情况等多种因素共同作用所导致的。其中，术中矫正角度是影响 PTS 及 PH 的重要因素。

为探究术中不同矫正角度对 PTS 及 PH 的影响，维持术后 PTS 及 PH 稳定并获得良好的临床疗效，曾益荣团队采用回顾性研究，选取 2015 年 12 月 1 日至 2017 年 12 月 1 日在广州中医药大学第一附属医院行 OWHTO 的 35 例患者（38 膝），对所有患者术前和术后末次随访行膝关节协会评分（keen society score，KSS）、视觉模拟评分（visual analogue scale，VAS）及美国特种外科医院膝关节评分（hospital for special surgery knee score，ASS），评估患者膝关节疼痛及功能改善情况。他们记录患者 OWHTO 中矫正角度，按术中常规矫正角度将患者平均分为 3 组：A 组 7°～9°，B 组 10°～12°，C 组 13°～15°，测量患者术前及术后 PTS 及 PH ［Insall-Salvati（IS）］、［Blackbume-Peel（BP）］，计算手术前后 PTS、IS 和 BP 的差值（术前值－术后值），采用单因素方差分析探究不同矫正角度组间的 PTS、IS 和 BP 的差值是否具有统计学意义。

结果显示，OWHTO 是治疗膝骨关节炎的有效方法，可有效缓解膝关节疼痛并改善关节功能。OWHTO 术后的 PTS 和 PH 均可能会发生相应的变化，术后 PTS 变化与术中矫正角度的大小呈正相关；PH 变化与矫正角度的大小总体呈负相关趋势，尤其当矫正角度过大（12°以上）时，PH 降低得更明显。曾意荣团队认为，术前应该将 PTS 和 PH 作为确定截骨方案的重要参考指标，避免术后由 PTS 和 PH 变化导致的远期临床疗效不理想。对于 PTS 较大或前交叉韧带损伤的患者，当矫形角度过大时，尤其应注意 OWHTO 术后 PTS 增大而导致膝关节不稳；当 OWHTO 截骨角度过大时（12°以上），应注意 PH 降低的变化，术中应采取各种措施尽可能保持 PH 不发生改变，甚至可考虑采用改良型开放 OWHTO 或其他替代疗法。

第十一节　脊柱退行性疾病的中医传统疗法

随着社会发展，生活节奏变快，以及人们对电子科技工具的频繁使用，促使以"久视伤血，久卧伤气，久坐伤肉，久立伤骨，久行伤筋"等"五劳"损伤为主的脊柱疾病的患病率逐年上升。中医古籍中虽无颈椎病、腰椎间盘突出症、腰椎管狭窄等病名，但对其已有极为详细的描述。《古今医统大全》载"背痛连腰脊强者，此为太阳经风寒也。经曰：'寒气客于背俞之脉，则血脉泣、脉位则血虚，血虚则痛，其俞注于心，故相引而痛，按之则热气至，热气至则痛止矣。'若背胀而痛者，捶打稍愈，痰滞气虚，捶散而行之少愈，宜疏痰散气。若风热乘肺，手太阴肺经气郁甚不行，病则颊额肿、颈、肩、肘、臂外后廉痛，汗出小便缺欠者，皆风热乘肺也，小便遗失者，皆肺金虚也"。《医学心悟》载："腰痛拘急，牵引腿足。"以上症状为腰痛合并下肢痛，这与现代医学所说的腰椎间盘突出症的症状相似。

本病病因包括跌扑损伤、六淫邪毒、七情过度和先天不足。病位在筋骨，但以肾虚为本、痹阻为标，脊柱疾病发病机理在于原发的肾虚和继发的血瘀。两者相互联系，虚可致瘀，瘀又加重虚，故脊柱疾病应从肾虚血瘀论治。

一、症状及临床表现

患者可能出现颈肩、腰背部疼痛、活动不利，伴有腰膝酸软、头晕、耳鸣等。其舌质暗淡或有瘀斑、瘀点，苔少或无，脉细涩。

二、治疗

1. 中药

脊柱疾病多为肾虚血瘀之证，宜标本兼治。补肾强骨以固其本，活血止痛以治其标。故治法宜采用补肾活血法，拟补肾活血方药为用。方用熟地黄、补骨脂、丹参、川芎、红花、独活、牛膝、杜仲、木瓜、木香、全蝎、枸杞子等。其中，熟地黄性微温、味甘，具滋阴养血、补精益髓之效；补骨脂性大温，是补肾壮阳之要药。两药配伍，一阴一阳，阴阳互根互用，为君药。臣以杜仲补肝肾之阳而强筋骨，枸杞子滋补肝肾之阴，丹参、川芎及红花活血养血，独活、木瓜通络舒筋，木香行气止痛，牛膝补肝肾、强筋骨且引血下行。方中以全蝎、红花活血化瘀，牛膝、杜仲（盐炙）补肝肾强筋骨。诸药合用，补中有行，共达补肾壮骨、活血止痛之效。

补肾是中医治疗肾虚型脊柱疾病的基础，活血是治疗的进一步完善。脊柱疾病发病机理在于原发的肾虚和继发的血瘀，两者相互联系，虚可致瘀，瘀又加重虚。活血化瘀法在脊柱疾病的中医临床治疗上具有重要地位，补肾与活血两者结合则可使肾气旺盛，经络通畅，防止病变的发生发展。

2. 针灸

针灸可分针刺与灸法。其中，针刺属于中医的经典治疗手段，疗效确切。在镇痛

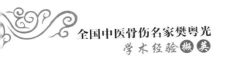

上，其能够显著提高患者体内的镇痛物质水平，并降低患者机体对疼痛的敏感性，更有改善患者血液循环的作用，还能调动患者的免疫机制，进而发挥出良好的临床疗效。临床常用的针刺方案包括普通针刺法、电针、火针、温针、小针刀等，通过针刺穴位降低患者体内的炎性因子水平，如白介素－6（inter leukin-6，IL-6）及超敏C反应蛋白（high-sensitivity C-reactive protein，hs-CRP）等炎性因子水平。而在灸法治疗上，可以采用艾炷直接灸、间接灸、雷火灸、温针灸等多种方案，对症治疗。

3. 推拿按摩疗法

根据"不通则痛、通则不痛"的中医原理，推拿按摩疗法直接作用于局部病变组织，有舒筋活络、通利关节、养生保健之功效，能使机体内神经的兴奋与抑制达到相对平衡。现代推拿按摩的研究结果提示，推拿按摩疗法可使血浆中的强烈的致痛物质（如5-HT）含量减少，有利于损伤部位血液循环的改善，加速其他致痛物质（如缓激肽、钾离子、儿茶酚胺等）的运转代谢，起到镇痛作用。如果配合功能锻炼则效果更好。此法优点是副作用小，老少皆宜；缺点是部分脊柱椎间盘突出患者、传染病患者、心血管疾病的患者及妊娠者禁用此法治疗。

4. 中医手法正骨

生理状态下由骨骼和关节形成的静力平衡系统与肌肉、韧带、神经、血管等组成的动力平衡系统相互协调，故腰椎活动自由。由于椎间盘变性，脊柱的平衡失调，骨骼和关节间的静力平衡被打破，而使邻近的神经根或硬膜囊受压，进而产生非细菌性的炎性反应和水肿，同时由于致痛物质的释放、机械卡压和化学刺激而产生临床症状。推拿整脊疗法安全可靠、疗程短、见效快、疗效高，是患者乐于接受的保守治疗方法。例如，震颤手法可调节经气、通经活络，改善受累部位的血液循环，缓解肌肉的僵硬。而拔伸手法能有效地延伸脊柱，使狭窄的椎间隙变宽，减轻椎间盘的压力，甚至出现负压，促使突出物还纳。

5. 中药熏蒸疗法

通过药物的热辐射作用，使患部的血管扩张，使血液循环畅通，改善机体的内环境，恢复肌肉的张力，防止韧带的损伤，增强椎体小关节的稳定性。药物经熏蒸作用于人体后，其挥发性成分经皮肤吸收，局部可保持较高的药物浓度，能长时间地发挥作用，对改善血管的通透性和促进血液循环，加快代谢产物的排泄，提高机体的防御及免疫能力，促进功能恢复具有积极的作用，并可促进神经根水肿和炎性致痛因子的吸收。椎间盘突出所致的机械性压迫可引起机体麻木，以及免疫、化学性刺激和无菌性炎症。其中，无菌性炎症是引起疼痛的主要原因。疼痛可造成交感神经兴奋性增高，反射性地引起血液循环障碍。此外，中药熏蒸疗法简单，患者易接受，适应性强。但该法的治疗时间长，高血压病、心脏病患者及骨质疏松者不宜接受此疗法。

三、小结

脊柱疾病的病因、病机十分复杂，医者须坚持中西医结合治疗的原则。术前、术后樊粤光都对患者用中药进行全身治疗，根据中医临床辨证分型，采用以活血祛瘀、补益肝肾为主的药物调整血管机能，尤其术后宜加用中药，这对功能恢复有良好的促进作用。同时，在深入研究脊柱疾病发病机制的基础上，他不断探讨中药治疗脊柱疾病的机理，建立更完整准确的现代医学诊断、分期、分型标准及中医分型标准。

第十二节 教育教学成就

樊粤光一直重视教书育人工作，为人师表，言传身教。即使在繁重的临床和医院管理工作中也坚持为本科生授课，重视理论联系临床实践。授课过程中他注重以学生为中心，走下讲台，积极与学生互动，营造活跃的学习气氛，被评为"受学生喜欢的任课老师"。他主编多部全国高等中医药院校规划教材（如《中医骨伤科学》《中医骨伤科学基础》和全国普通高等教育中医药类精编教材（如《骨伤科手术学》），主编"十五"卫生部医学视听教材（如《中医正骨手法》），主审全国高等中医药院校规划教材（如《骨科生物力学》）。其中，高等教育出版社出版的全国高等中医药院校规划教材（中医药类专业用）《中医骨伤科学》被国内众多高等中医药院校采用，产生较大影响。

樊粤光培养硕士研究生、博士研究生、博士后等 20 余人，其中，境外研究生 6 人（图 4-28）。樊粤光治学严谨、以身作则，要求学生具有扎实的中西医理论知识，在临床工作中勤于思考和磨炼技能，大部分学生毕业后相继成为所在单位的业务或行政骨干。樊粤光获得"全国高等学校优秀骨干教师"（图 4-29）、"南粤优秀教师"、"优秀研究生导师"等光荣称号。

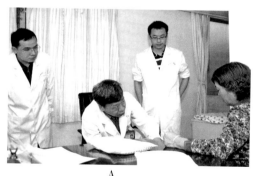
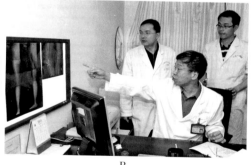

A：示范体格检查；B：解读影像检查结果。

图 4-28 樊粤光认真示范体格检查及解读影像检查结果

一、荣誉称号

（1）2002 年，樊粤光获得"全国高等学校优秀骨干教师"荣誉称号。

（2）2003 年，樊粤光获得"南粤优秀教师"荣誉称号。

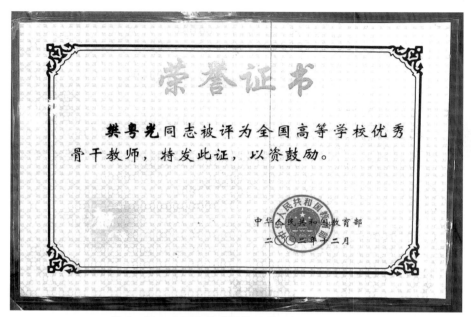

图4-29　全国高等学校优秀骨干教师荣誉证书

二、主编教材

（1）樊粤光主编全国高等中医药院校规划教材（中医药类专业用）《中医骨伤科学》，高等教育出版社于2008年6月出版（图4-30）。

（2）樊粤光主编卫生部"十二五"全国高等中医药院校规划教材《中医骨伤科学》，人民卫生出版社于2012年6月出版（图4-31）。

（3）樊粤光主编全国中医药行业高等教育"十二五"规划教材、全国高等中医药院校规划教材（第九版）《中医骨伤科学基础》，由中国中医药出版社于2015年3月出版（图4-32）。

（4）樊粤光主编全国普通高等教育中医药类精编教材《骨伤科手术学》，由上海科学技术出版社于2012年2月出版（图4-33）。

（5）樊粤光主编"十五"国家重点音像出版计划、卫生部规划医学视听教材《中医正骨手法》，由人民卫生电子音像出版社出版于2006年2月出版（图4-34）。

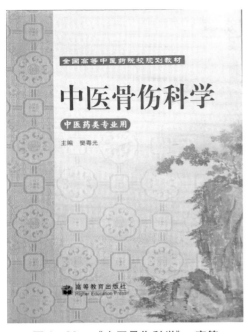

图4-30 《中医骨伤科学》，高等
教育出版社出版

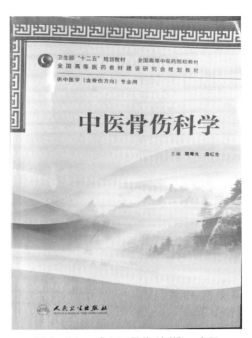

图4-31 《中医骨伤科学》，人民
卫生出版社出版

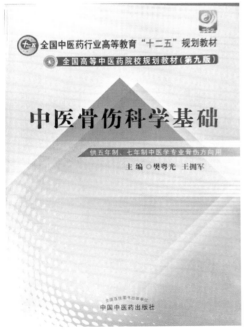

图4-32 《中医骨伤科学》，中国
中医药出版社出版

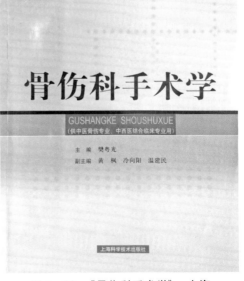

图4-33 《骨伤科手术学》，上海
科学技术出版社出版

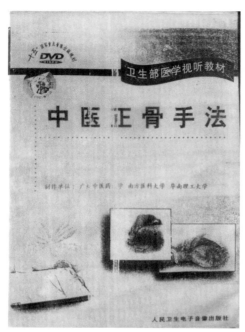

图 4 – 34　《中医正骨手法》，人民卫生
电子音像出版社出版

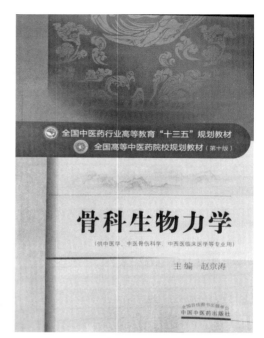

图 4 – 35　《骨科生物力学》，中国
中医药出版社出版

三、参编教材

樊粤光作为副主编参编卫生部"十二五"规划教材，全国高等医药教材建设研究会规划教材，中医、中西医结合住院医师规范化培训教材《中医骨伤科学》，该书由人民卫生出版社于 2015 年 4 月出版。

四、主审教材

樊粤光主审全国中医药行业高等教育"十三五"规划教材、全国高等中医药院校规划教材《骨科生物力学》，该书由中国中医药出版社于 2019 年 8 月出版（图 4 – 35）。

五、获奖

（1）2006 年 12 月，《中医正骨手法》电视教材获"首届广东省医药类教学媒体教材评比"二等奖（图 4 – 36）。

（2）《现代教育技术在中医伤科学教学中的应用及展望》于 2007 年获中华医学会全国教育技术 2007 年理论研讨会优秀论文三等奖（图 4 – 37）。"现代教育技术整合于正骨手法教学的探索与实践"，于 2009 年获南方医科大学 2008 年校级教学成果三等奖（图 4 – 38）。

（3）《电视教材中医正骨手法的编导思路与实现》获 2006 年广东省高校教育技术学术年会优秀论文二等奖（图 4 – 39）。

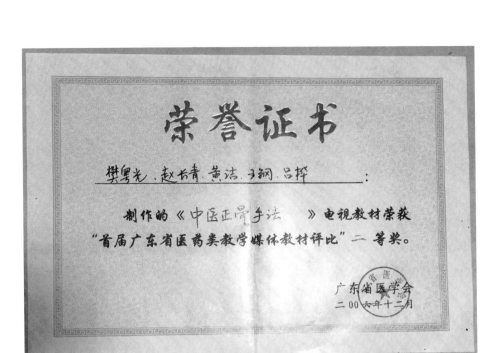

图 4 - 36　首届广东省医药类教学媒体教材评比二等奖荣誉证书

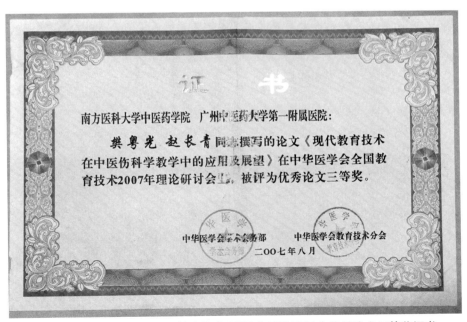

图 4 - 37　中华医学会全国教育技术 2007 年理论研讨会优秀论文三等奖证书

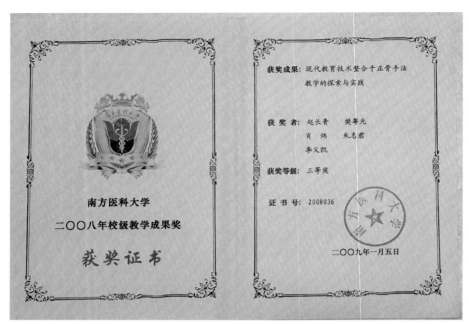

图4-38　南方医科大学2008年校级教学成果三等奖获奖证书

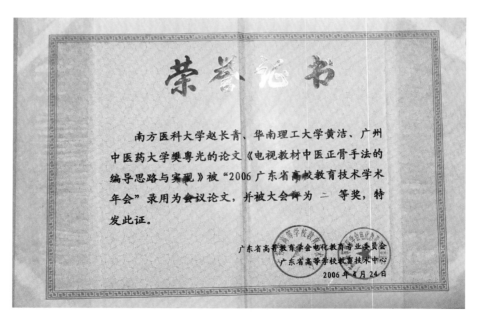

图4-39　广东省高校教育技术学术年会优秀论文二等奖荣誉证书

第五章　樊粤光医案医论举隅

第一节　临证经验

一、腰椎间盘突出症

退行性病变说、生物力学说、自身免疫说、细胞因子说等是现代医学对腰椎间盘突出症认识的主流观点。腰椎间盘突出症是骨科常见病、多发病，主要表现为反复腰腿痛。其发病与年龄及职业相关；也与频繁劳动、工作负荷大所致损伤机会增加相关，以中青年发病率最高，某些长期久坐、久立的劳作是其发病的相关因素。车辆驾驶员、重体力劳动者、教师等职业是其流行的高危职业。腰椎间盘突出症的预后较好，绝大多数经过康复治疗可达到临床症状的缓解及功能的改善，但可能复发。例如，可采用健康教育、运动疗法、手法、牵引、物理因子治疗、针灸、口服药物及硬膜外注射等治疗方法。

中医对此症早有记载。《黄帝内经·素问·刺腰痛篇》载"衡络之脉令人腰痛，不可以俯仰，仰则恐仆，得之举重伤腰。衡络绝，恶血归之""肉里之脉令人腰痛，不可以咳，咳则筋缩急"。《医学心悟》载："腰痛拘急，牵引腿足。"《诸病源候论·腰脚疼痛候》又曰："肾气不足，受风邪之所为也，劳伤则肾虚，虚则受于风冷，风冷与正气交争，故腰脚痛。"以上论述说明古人已认识到腰痛与腿痛的关系，他们认为外伤、风、寒、湿邪是导致本病的外因，又与肾虚关系密切。古人诊病观察入微，虽然当时没有设置腰椎间盘突出症这一病名，但已经详细地描述及治疗这一病症，并称之为"腰脚痛""痹症""腰痛"等。

如古籍中所记载，对于腰椎间盘突出症，肾虚是内因，外伤及风寒湿邪是外因而又与肾虚关系密切。因此，樊粤光主张分型而治。该病有肾虚型、气滞血瘀型、风寒湿型。在对樊粤光治疗腰椎间盘突出症的135张门诊处方的统计中发现，使用频次排名前30名的药物是：熟地黄、细辛、杜仲、川芎、独活、茯苓、牛膝、巴戟天、蜈蚣、党参（米炒）、桂枝、骨碎补、补骨脂、当归、白芍、附子、续断、牛大力、泽泻、桑寄生、秦艽、防风、黄芪、黄柏、粉萆薢、全蝎、苍术、薏苡仁、山茱萸、蚕沙。从药物功能分布来看，补肾药物的味数最多，其次是活血祛瘀药物，最后是祛风除湿药物，这也印证了其分型而治的思想。

此外，樊粤光偏好使用通经络之品，如细辛、蜈蚣、全蝎、蚕沙，表明他还从经络辨证的角度来诊治腰椎间盘突出症，认为病机包括经络阻滞不通而痛。而临床观察结果也提示，从经络而治常能得到更满意效果。道地药材也是常用之品，如《本草衍义》

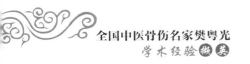

云："凡用药必须择土地之所宜者，则药力具，用之有据……若不推究厥理，治病徒费其功，终亦不能活人。"例如，海风藤、络石藤、藿香、木棉花等均为常用药物。取之于道地，用之于一方人，有天人合一之妙。

二、强直性脊柱炎

强直性脊柱炎（ankylosing spondylitis）是一种以侵犯骶髂关节、中轴骨骼，并可累及外周关节、肌腱韧带附着点及其他组织的慢性炎症性自身免疫性疾病，其发病机制尚未明确，患病率、致残率高。晚期强直性脊柱炎导致脊柱关节强直、畸形，严重影响患者工作、学习和生活质量。在治疗方面，西药（如非甾体抗炎药、抗风湿药、糖皮质激素及一些生物制剂等）以改善症状为主，然而其副作用和不良反应、昂贵的价格限制了患者的依从性。

强直性脊柱炎属于中医的"痹证""腰痛""历节"等范畴。其病机为本虚标实，以肾精亏虚为本，风、寒、湿、热、瘀为标，内外合邪而致病。《黄帝内经·素问·痹论篇》曰："五脏皆有所合，病久而不去者，内舍于其合也。故骨痹不已，复感于邪，内舍于肾。"肾主骨生髓，肾精充实，则骨髓生化有源，筋骨得以充养而强劲；肾精亏虚，则骨髓生化失源，骨髓空虚、腰膝酸软无力。

脾肾为元气之根源，元气为健康之本源，脾胃虚则元气不充而衰，元气衰则百病由生。岭南地区常风、湿、热夹杂，湿热困阻脾肾。樊粤光认为，脾胃功能受损、风湿热邪侵犯是强直性脊柱炎的根本病因，因而重在健脾、祛风除湿，兼以补益肝肾、活血祛瘀。他常以茯苓、泽泻、薏苡仁、粉萆薢、苍术、关黄柏健脾清热化湿，忍冬藤、细辛、蜂房、桂枝、桑枝、蜈蚣、蚕沙、秦艽、桑寄生、独活、防风等祛风湿通经络，熟地黄、当归、白芍、党参（米炒）等补血活血。

三、颈椎病

颈椎病是指颈椎椎间盘退行性改变及其继发病理改变累及其周围组织而引起的各种症状和体征。颈椎病分型主要有颈型、神经根型、椎动脉型、脊髓型、交感神经型、混合型等几种。颈椎病虽然有多种分型，但它们都有共同之处，即机械性压迫与化学性刺激。颈椎病保守治疗主要以药物、针灸、物理因子、理筋手法、固定治疗、练功活动为主。在诸多保守治疗中，中医药是治疗颈椎病的主要手段之一。手术则是终末选择，而且远期效果并不理想。

颈椎病属中医"痹证""痿证"等范畴。颈椎病的病因包括风寒湿邪、劳损、肝肾亏虚、气血不足等。内外因素夹杂，致使局部气血瘀滞，经络痹阻，"不通则痛"。本病以肝肾亏虚、气血不足为本，风寒湿邪客居经脉、气血瘀滞为标。肝肾亏虚者，脊髓不充，筋骨不坚，骨骼退变，而发生骨赘，进而压迫刺激周围软组织而发生颈僵痛；外感风寒湿邪者，筋脉不利，气血失和，久劳成损，机关不利，清阳受阻。

结合岭南地区气候特点和颈椎病年轻化等特点，治疗颈椎病须多从活血、祛风除湿，兼补益肝肾入手。用药上，多用川芎、白芍、熟地黄、当归、附子等温阳补血活血。因太阳膀胱经循行经过项背，非风药不能上达，因而常以葛根、防风、细辛、独活、羌活等祛太阳膀胱经之风湿，以巴戟天（盐炙）、补骨脂、杜仲（盐炙）、骨碎补、续断、牛膝（盐炙）等益肾健骨。除此之外，还需兼顾中土，后天之本化生方可补充先天之不足，故以茯苓、甘草、薏苡仁、白术等祛湿健脾。

四、跟痛症

跟痛症又被称为足跟痛，典型症状表现为足底内侧跖腱膜止点至跟骨内侧结节压痛，活动后加重，严重影响患者行走功能和生活质量。跟骨及跟部的软组织长期受压牵拉，患足的足弓较健侧加深，且骨刺的生长部位均在跖长韧带和跖腱膜的跟骨结节附着点处，骨刺的尖部一律指向足前方，因此，可认为产生骨刺的原因是跖长韧带和跖腱膜挛缩而引起跟骨附着点处持续性牵拉、损伤。韧带和腱膜的纤维不断被撕裂，而人体为加强此处的强度，防止被撕裂，代偿性地使附着点不断钙化和骨化而形成骨刺，而新形成的骨刺又作为新的炎症刺激物，反过来继续加重附着点钙化和骨化。

中医对足跟痛的认识始见于清代刘恒端的《经历杂论·诸痛论》："夫劳伤之人，肾气虚损，而肾主腰脚。"《黄帝内经·素问·痹论》曰："风寒湿三气杂至，合而为痹。"《类证治裁·痹证》曰："诸痹……良由营卫先虚，腠理不密，风寒湿乘虚内袭，正气为邪所阻，不能宣行，因而留滞，气血凝涩，久而成痹。"樊粤光认为，本病多由肾气亏虚、精血不足、寒湿凝滞、风湿痹阻而成，其发病机理是筋脉失养、拘挛不伸、不通则痛。治疗上宜内外兼顾，中西结合。中药内服以行气活血、化瘀止痛为主；外用疗筋膏、通络祛痛膏等，配合小针刀、封闭注射治疗。

五、骨与关节结核

骨与关节结核是一种由结核杆菌侵袭人体骨与关节，进而造成骨与关节破坏的疾病，多继发于肺结核。肺部结核杆菌通过血液播散至骨关节系统，该病的病灶主要集中在活动多、负重大、易劳损的关节或骨骼部位，是全身性疾病的一种局部表现。骨与关节结核病程长、迁延难愈，严重影响患者的生活质量。

中医认为，本病可发生在关节及其附近，或在邻近的筋肉间隙处形成脓肿，破溃后脓液稀薄如痰，故名"流痰"。又以其后期可出现虚劳症状，故有"骨痨"之称。其病因病机不外乎四方面：一是寒邪客于经络之中，日久毒气内陷，附着于骨；二是七情郁结，内蕴脏腑，肾脏亏虚，骨骼柔嫩脆弱；三是负担重物、跌扑损伤，致使气血失和，再复感风寒，痰浊凝聚而留于骨骼；四是饮食不节，气滞痰凝。

治疗上，西医主张长期足量化学药物联合治疗，以达到杀灭病原菌的目的。但长时间单纯使用西药抗结核，虽然可对结核杆菌加以控制，但在治疗过程中患者极易出现不良反应，影响治疗效果；同时，患者长时间服药极易出现药物耐受，进一步影响临床效果。中医认为，该病主要由先天肾气亏虚，后天伤食累及脾胃，以致正气虚弱，毒邪乘虚进入经络，经血不畅而痛，继而日久出现痰浊，痰浊凝结于骨与关节之间所致。因此，治疗以"扶正祛邪"为主要原则。若同时配合中医情志治疗，能有效改善患者悲观、消极的治疗情绪，建立良好的医患关系，提高治疗依从性，进而提高临床疗效。

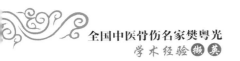

六、桡骨茎突狭窄性腱鞘炎

桡骨茎突腱鞘为拇长展肌和拇短伸肌的共同骨性纤维鞘管。日常劳作中，拇指的对掌和屈伸动作较多，使拇长展肌和拇短伸肌的肌腱在鞘管内频繁地来回活动，劳损日久，即可使腱鞘产生损伤性炎症，使肌腱局部变粗、腱鞘管壁变厚、肌腱在管腔内滑动困难而产生相应症状。本病与职业相关，女性患者多于男性患者，且多发于青壮年。该病发病率较高，治疗方法有多种，但效果有时不甚理想，复发率高。中医认为此病属"伤筋"范畴，主要病机是局部劳作过度，积劳伤筋或感受风寒湿邪后导致气血凝滞，不能濡养经筋而发病。

对于桡骨茎突狭窄性腱鞘炎的治疗，传统中医治疗多以手法理筋、针灸按摩、理疗、局部外敷膏药等，费时费力、疗效不理想，现代人多难以接受。西医治疗多以局部封闭、内服非甾体类消炎止痛药为主，副作用大并易反复发作，缺点较多，也难推广。小针刀疗法则可以很好地解决很多慢性软组织损伤等治疗难题，尤其对一些腱鞘炎、滑囊炎的治疗有很好的疗效。针刀通过其刀刃对局部的疏通剥离及肌腱的拨动松解了高张力的骨性纤维管，既解除了狭窄鞘管中拇长展肌和拇短伸肌肌腱的压迫，使之活动不受限制，又分开肌腱与茎骨沟之间的粘连，起到治本作用。除此之外，配合局部药物注射，以提高疗效，如利多卡因、维生素 B_1、维生素 B_{12}、川芎嗪注射液等。利多卡因可减少疼痛，有利于局部放松，便于手术进行。对于早期患者，局部组织以炎症渗出及充血水肿为主，运用利多卡因可使局部血管扩张，利于局部血液灌注与回流，局部止痛又可解除保护性痉挛而调节局部组织功能，改善局部微循环；维生素 B_1 及维生素 B_{12} 能够参与局部组织细胞的新陈代谢、营养细胞，并促进损伤组织的再生及修复；川芎性味辛温，为血中气药，能行气活血、祛风止痛。

七、肩关节脱位

肩关节脱位约占全身关节脱位的 45%。肩关节关节盂的面积仅为肱骨头的 1/3，肱骨头和肩盂关节面的接触面积较少，在肩关节处于任何角度上也只有约 1/3 的肱骨头关节面与肩胛盂存在接触，关节滑液产生的黏附吸引力有助于维持肱骨头与肩胛盂的关系。因此，肩关节运动幅度可超过半球，但是容易在外伤作用下发生脱位。

传统手牵足蹬法因操作简单、疗效可靠而得到广泛运用，但也有弊端：①复位时肱骨头从关节盂的下缘还纳，此时如果是关节囊前缘破裂则很可能造成部分软组织随肱骨头复位而嵌入关节内，复位后肩关节仍有疼痛，日后可发生关节纤维粘连而致肩关节功能受限。②与患者身体顺行牵引时，有较强大的肱二头肌、肱三头肌和三角肌等与牵引力对抗，需要较大的牵引力才能复位成功。肌肉发达的体力劳动者在没有麻醉条件的情况下复位更感困难，且易造成肌肉损伤，甚至肋骨骨折等不良后果。

椅背整复法是可选的整复手法。该法根据杠杆作用原理，使肱骨头呈向心性移位，并沿破裂关节囊滑入关节而复位，符合解剖及生物力学原理，使复位省力，能减弱肩部肌肉的对抗，对力度的要求为适中，对动作要求轻柔协调。该法利于脱位的整复，又可防止暴力引起骨折。

复位成功后患肢应制动 3～4 周，然后逐渐进行关节康复锻炼和日常活动。急诊手法复位成功并不意味着治疗的结束，治疗及随访期间需要进一步检查，以免遗漏关节其他组织的损伤。

八、肩周炎

肩周炎是肩周软组织（如肌肉、肌腱、关节囊、滑囊等）发生炎症性病变而引起的以肩关节疼痛、功能障碍为表现的慢性自限性疾病，属中医"肩凝症""漏肩风""五十肩"等范畴。现代医学认为，其病理变化主要包括慢性炎症学说、微循环障碍学说、退变性因素、纤维增生因素、肩周肌群痉挛、蛋白多糖成分改变和自由基代谢失调等。

肩周炎亦属于中医痹症范畴。《黄帝内经·素问·痹论》曰："风、寒、湿三气杂至，合而为痹也。"《济生方》曰："皆因体虚，腠理空疏，受风寒湿而成痹也。"中医学认为老年体弱，机体功能衰退，气血两虚，正气下降，腠理不固，肩部裸露，感受风寒，或外伤劳损，风寒湿邪客于肩部经络，致使筋脉收引，气血凝滞而为肩痛。肩周炎治疗方法多样，各有不同的疗效和特点。樊粤光秉承中医对肩周炎的认识，从益气养血、祛风除湿散寒论治。气血虚弱者，腠理不密，易感受四时不正之气。夏日裸肩而睡，感受风湿，冬日保暖不足而受寒邪。加之中老年人肝肾始亏，内外合而为病。益气养血者，临证常遣以熟地黄、茯苓、当归、党参、白芍气血并补；祛风除湿散寒者，则常用蜈蚣、细辛、独活、秦艽、桑寄生等。在临床观察中，岭南地区人多夹湿，因而樊粤光常佐以泽泻、苍术、萆薢、黄柏、薏苡仁、茵陈等利湿健脾。

九、股骨头坏死保髋治疗病案

1. 股骨头坏死病例一

患者陈某，女，14 岁，广东揭阳人，于 2015 年 5 月 20 日就诊。

（1）主诉。外伤致左髋部酸痛 6 个月。

（2）现病史。患者于 1 年前摔伤致左髋疼痛，在当地医院行双髋 CT，结果提示左股骨颈骨折，患者卧床休息 6 个月并配合中药治疗（具体不详）。于 2014 年 9 月始患者负重下地行走。于 2014 年 10 月患者出现左髋部酸痛不适，当时未予在意。2014 年年底，患者出现左髋疼痛不适加重伴有跛行，自行到医院服用中药后未行其他相关诊疗，其后左髋疼痛不适及跛行症状加重，行走时明显。遂患者于 2015 年 5 月 6 日前往某院门诊部就诊。双髋关节正蛙位 X 线片显示，左股骨头形态变扁，关节面塌陷，股骨头内密度不均匀增高，关节对位欠佳，髂颈线欠连续，右髋未见明显骨质异常。CT 结果显示，左侧股骨头关节面塌陷，关节面下大片不规则高密度区，夹杂线样低密度影，范围超过股骨头面积的 1/2，周围有硬化带，左髋关节间隙不均匀变窄，耻颈线不连，右髋未见异常。医者给予药物口服并嘱患者卧床休息后症状未见明显缓解。为进一步治疗，门诊部以"左侧股骨头坏死"将患者收入院。症见：患者左髋部酸痛，活动受限，行走及上楼梯时明显，伴左膝关节稍酸痛，纳欠佳，眠可，大便每 2 天 1 次，小便可。

（3）既往史、家族史和个人史。既往史、家族史和个人史无特殊。

（4）专科检查。腰椎生理曲度良好，无明显压痛及叩击痛。骨盆无明显倾斜，左

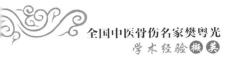

下肢较对侧短缩约 1 cm，左大腿周径较健侧萎缩约 1 cm，左髋活动受限，左侧腹股沟中点处压痛（＋），左侧大粗隆叩击痛（＋），左"4"字征（＋），Thomas 征（－），Allis 征（＋），直腿抬高试验（－）；双下肢远端肢体感觉血液循环良好，活动可。双髋活动度见表 5 - 1。

表 5 - 1 双髋活动度

活动	屈	伸	收	展	旋内	旋外
角度（左）	120°	10°	15°	35°	30°	35°
角度（右）	130°	10°	20°	40°	40°	45°

（5）术前影像学资料。双髋正蛙位 X 线片（图 5 - 1）、CT 结果（图 5 - 2）显示，左侧股骨头关节面塌陷，关节面下大片不规则高密度区、夹杂线样低密度影，范围超过股骨头面积 1/2，周围有硬化带，左髋关节间隙不均匀变窄，耻颈线不连。右髋未见明显异常。

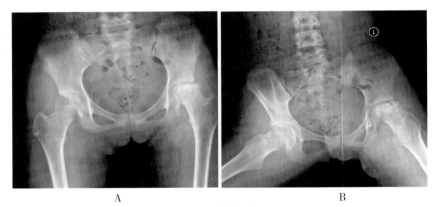

A   B

A、B：不同角度。

图 5 - 1 术前双髋正蛙位 X 线片

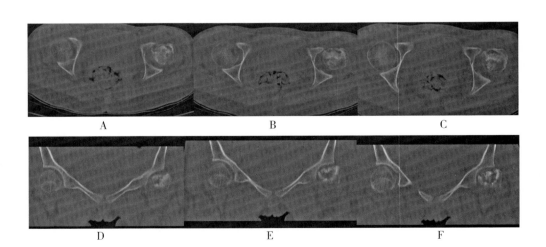

A   B   C

D   E   F

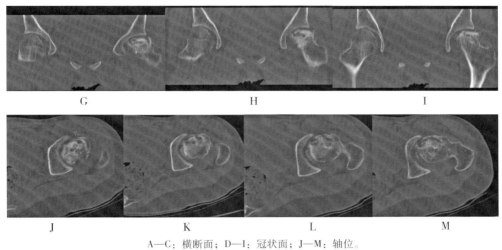

A—C：横断面；D—I：冠状面；J—M：轴位。

图 5-2　术前 CT 片

（6）手术名称。行左股骨头坏死切开病灶清除术、打压植骨术、腓骨植入术、蛙式石膏固定术。

（7）手术经过。术中所见：左侧髋关节囊增厚，头臼包容欠佳，左股骨头向外侧半脱位改变，髋臼盂唇尚完整；髋关节有约 20 mL 血性关节液，滑膜充血、水肿，左侧股骨头坏死约 1/2，股骨头前外方塌陷约 2 mm，软骨皱褶长约 4 cm，前方头颈交界上方软骨开窗约 2 cm×2 cm，可见肉芽纤维组织，豆腐渣样死骨及硬化坏死骨。同种异体腓骨植入物为山西奥瑞科技有限公司产品，同种异体松质骨为北京运康恒业生物技术有限公司产品，施乐辉空心螺钉 1 枚。

手术步骤如下：

A. 体位、麻醉。麻醉生效后，患者仰卧。将左侧臀部及骶尾部垫高，常规术野消毒，铺无菌巾，贴消毒薄膜。

B. 皮切、入路。取左髋关节前侧入路，切口起自髂前上棘，再向远端至髂前上棘下约 10 cm。依次切开皮肤，将皮下组织及深筋膜在阔筋膜展肌与缝匠肌之间做分离并牵向两侧，显露股直肌与臀中肌间隙并做钝性分离。结扎旋股外侧动脉升支，分离股直肌与股外侧肌上段间隙并牵开，显露髋关节前方关节囊，做纵行切开，显露股骨头。术中见股骨头前方局部骨质塌陷，局部软骨下皱褶。在头颈交界处使用骨凿凿出 1 个约 2 cm×2 cm 的窗口，使用磨钻和刮匙以清除坏死骨，然后将同种异体骨粒打压至病灶内。在左侧大腿上段股外侧大转子顶向下做长约 7 cm 纵向切口。切开皮肤、皮下、筋膜、股外侧肌，暴露股骨大转子下方外侧骨皮质，由股骨大转子下经股骨颈向股骨头前外侧坏死塌陷区钻入 1 枚导针至软骨下皮质骨。透视后证实导针位置满意，沿导针用扩孔绞刀扩孔减压至股骨头皮质骨下 0.5 cm，孔径扩大至 12 mm。取长 8 cm 异体腓骨修整成圆柱状并与减压孔直径吻合，将它们植入减压孔并用推进器推顶，透视可见植骨位置良好。沿腓骨后方打入 1 枚导针，透视位置合适。测深后拧入 1 枚螺钉，使腓骨加压固定。

C. 闭创。缝合关节囊，放置医用防粘贴。查点齐器械及止血垫，放置负压引流。逐层缝合切口，包扎切口，术毕。未予输血。术后安返病房。

（8）术后影像学资料。左侧股骨头坏死保髋术后影像学检查结果显示，左髋关节对位关系尚可，左侧股骨头颈部见人工植入骨及内固定钉影，位置可，局部有少许碎骨片影，周围软组织肿胀。右髋关节未见明显异常改变（图5-3至图5-10）。

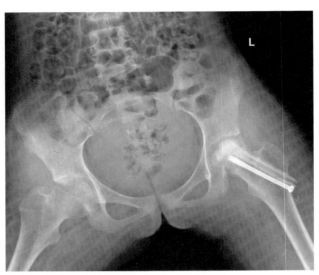

图 5-3　术后复查（2015 年 5 月 25 日）

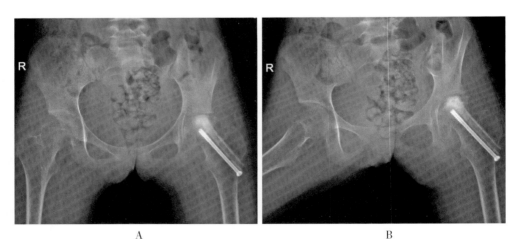

A　　　　　　　　　　　　　　B

A：术后双髋正位；B：术后双髋蛙位。

图 5-4　术后 5 个月复查（2015 年 10 月 23 日）

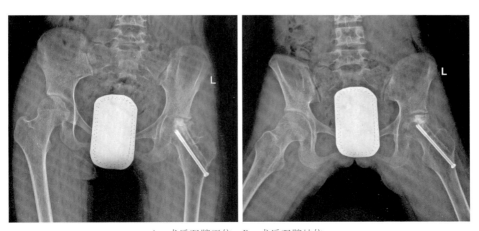

A：术后双髋正位；B：术后双髋蛙位。

图 5-5　术后 7 个月复查（2016 年 1 月 6 日）

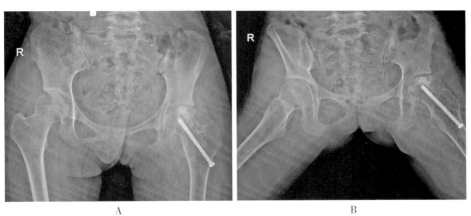

A　　　　　　　　　　　　　　　　B

A：术后双髋正位；B：术后双髋蛙位。

图 5-6　术后 11 个月复查（2016 年 4 月 13 日）

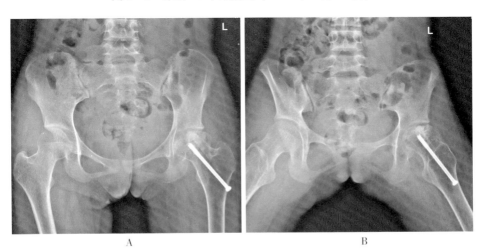

A　　　　　　　　　　　　　　　　B

A：术后双髋正位；B：术后双髋蛙位。

图 5-7　术后 13 个月复查（2016 年 6 月 29 日）

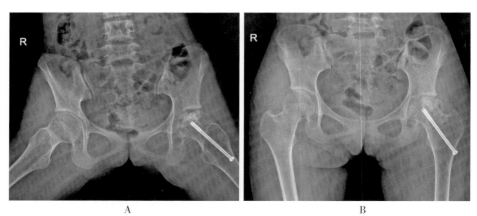

A：术后双髋正位；B：术后双髋蛙位。

图5-8　术后17个月复查（2016年10月12日）

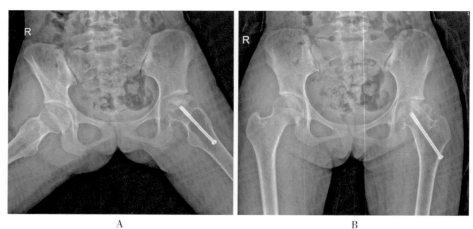

A：术后双髋正位；B：术后双髋蛙位。

图5-9　术后2年复查（2017年5月23日）

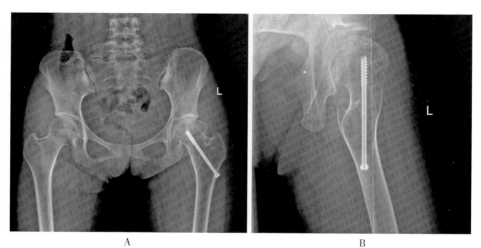

A：术后双髋正位；B：术后双髋蛙位。

图5-10　术后3年复查（2018年5月30日）

2. 股骨头坏死病例二

黄某，男，30岁，广东紫金人，于2014年10月14日就诊。

（1）主诉。右髋疼痛伴活动受限10个月。

（2）现病史。患者于10个月前无明显诱因出现右髋疼痛，有时疼痛难忍，伴活动受限，无肢体麻木。患者于当地医院门诊诊治，X线片和CT结果提示关节炎（未见单）。考虑为筋骨损伤，予口服消炎止痛药1月余，症状稍好转。后右髋疼痛反复发作，患者于2014年7月在某医院诊治，X线片和CT结果提示股骨头坏死（未见单）。医者诊断为股骨头坏死，建议保守治疗。患者未予以考虑。今为进一步治疗来我院就诊，门诊以"双侧股骨头缺血性坏死"收入院。入院症见右髋疼痛，伴活动受限，胃纳一般，眠可，二便调。

（3）既往史。否认肝炎、结核等传染病病史，否认高血压、冠心病、糖尿病等慢性疾病病史，否认手术、外伤史，否认输血史，预防接种史不详。

（4）过敏史。有甲鱼过敏史，致全身皮肤红疹，伴瘙痒。否认药物过敏史。

（5）个人史。生于河源，久居本地，无疫区、疫情、疫水接触史，居住及工作环境良好；无工业毒物、粉尘、放射性物质接触；吸烟10余年，每天约15支；喝酒10余年，每周1次，约250 g；无药物等嗜好，无冶游史。

（6）专科检查。跛行步态，双下肢不等长，左侧短缩1 cm，右腹股沟中点压痛（＋），右大转子叩击痛（＋），托马斯征（Thomas' sign）（－），膝高低征（Allis' sign）（＋），四肢肌力、肌张力正常，生理反射正常，病理反射未引出。舌暗红，苔白，脉弦细。双髋关节活动度见表5-2。

表5-2　双髋关节活动度

活动	屈	伸	内收	外展	内旋	外旋
角度（左）	120°	10°	30°	50°	25°	30°
角度（右）	100°	10°	20°	30°	0°	25°

（7）辅助检查。双髋正蛙位X线片X线片（图5-11）结果显示，右髋轻度骨质疏松，双侧股骨头形态可，关节面未见明显塌陷；右侧股骨头内骨质密度呈不均匀增高并见少许囊状透亮影，伴硬化病，累及全头，骨小梁模糊；左股骨头内见斑片及条状密度增高影，骨小梁模糊，双侧股骨颈形态正常，双髋关节间隙存在，髋臼未见明显增生，关节关系良好，未见脱位表现。考虑右侧股骨头坏死（Ⅱ期），左侧股骨头早期坏死。建议必要时进行MRI检查。双髋CT（图5-12）结果显示，左侧股骨头形态可，关节面未见明显塌陷；右侧关节面轻度塌陷，右侧股骨头内骨质密度呈不均匀增高并见少许囊状透亮影，伴硬化边，累及全头，骨小梁模糊；左股骨头内见密度增高影，骨小梁模糊，周围可见反应硬化带；双侧股骨颈形态正常；双髋关节间隙存在，髋臼未见明显增生，关节关系良好，未见脱位表现。

双髋MR（图5-13）结果显示，双侧髋关节对位正常，双侧股骨头形态可，内可见多发小片状、条片状长T1和长T2异常信号影，右侧为著；右股骨颈可见水肿影；双侧髋关节腔内示少许积液信号，右侧为著；周围软组织未见明显异常。

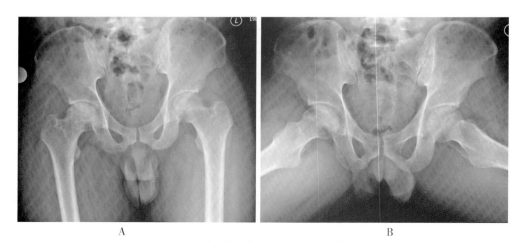

A　　　　　　　　　　　　B

A：术后双髋正位；B：术后双髋蛙位。

图 5 - 11　术前正蛙位 X 线片 X 线片（2014 年 10 月 15 日）

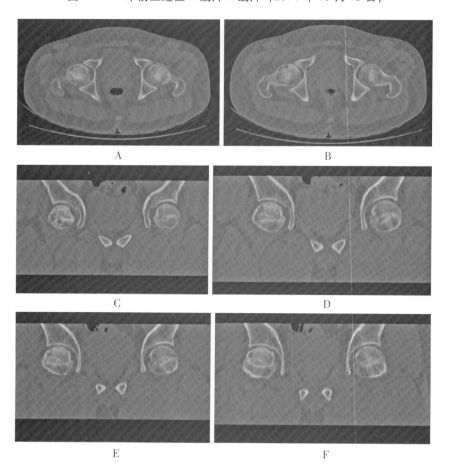

A　　　　　　　　　　　B

C　　　　　　　　　　　D

E　　　　　　　　　　　F

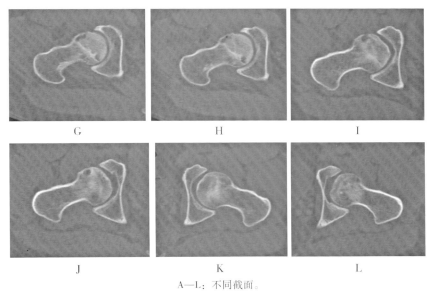

A—L：不同截面。

图 5 - 12 术前 CT（2014 年 10 月 15 日）

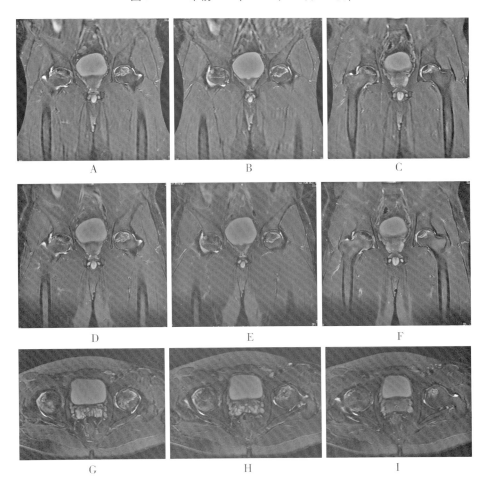

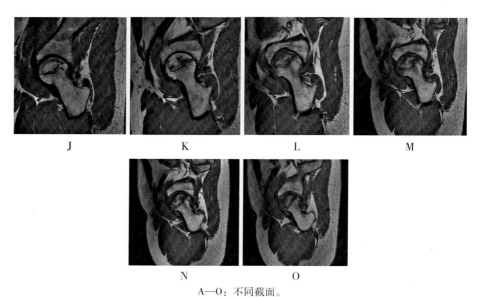

A—O：不同截面。

图 5 - 13　术前 MR（2014 年 10 月 15 日）

（8）手术名称。手术名称为双侧股骨头坏死病灶清除 + 打压植骨 + 同种异体腓骨植入 + 左侧空心钉植入术。

（9）手术经过。术中所见：透视下右侧股骨头轻度塌陷，左侧股骨头尚圆隆，双侧髋关节间隙未见明显狭窄，髓芯减压感股骨头坏死区与正常区交界处硬化，难以穿透，而坏死区疏松有落空感，减压隧道穿股骨头硬化带经坏死区至软骨下，同种异体腓骨条通过破坏区起支撑作用。同种异体腓骨条及松质骨为山西奥瑞公司产品，空心螺钉为所罗门托公司产品。

（10）手术步骤。

A. 麻醉显效后，平卧位，常规消毒双下肢，铺无菌巾。

B. 先做左侧手术。于左股外侧大粗隆顶向下做纵向切口，长度约为 7 cm。逐层切开皮肤、皮下组织、阔筋膜，纵向分开股外侧肌，暴露股骨上段。由股骨大粗隆下经股骨颈向股骨头前外侧坏死塌陷区钻入 1 枚导针至软骨下皮质骨下，通过透视下证实导针位置满意，沿导针用扩孔绞刀扩孔减压至股骨头皮质骨下 0.3 cm，将孔径扩大至 11 mm，测得减压孔长度为 8 cm。用刮匙刮除股骨头内部分死骨及肉芽组织。

C. 取同种异体松质骨填入股骨头坏死区内，打压填紧。取长度为 8 cm 的异体腓骨并修整成圆柱状，与减压孔直径吻合。将它们植入减压孔并用推进器推顶，使股骨头前外侧塌陷区抬高，透视下可见股骨头塌陷区阶梯变形消失。

D. 后做右侧手术，步骤大致同前。植入腓骨后再于减压孔内下方平行紧贴腓骨，向股骨头坏死区钻入 1 枚导针至股骨头软骨下皮质骨下约 0.5 cm 处。透视下证实导针位置满意后，测量导针位于骨内长度，拧入 1 枚 100 mm 纯钛空心加压螺钉，再次在透视下证实螺钉位置满意。

E. 冲洗，逐层关闭双侧切口。术毕。

（11）术后影像学资料。行双侧股骨头坏死保髋术后复查，可见双侧股骨头形态可，关节面光整，未见塌陷。股骨头内骨质密度不均匀增高，骨小梁模糊。股骨头颈部见植入骨瓣影，位置良好。右侧股骨颈见内固定钉支撑影，双髋关节间隙存在，关节关系良好。未见脱位，周围软组织稍肿胀（图5-14）。

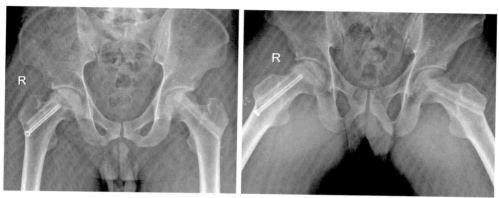

图5-14　术后双髋正蛙位X线片（2014年10月20日）

（12）术后3月复查。右股骨头形态稍扁，左股骨头形态可，双侧股骨头关节面未见明显塌陷。右股骨头内骨质密度呈不均匀增高，骨小梁模糊。左股骨头见少许斑片状高密度影，部分骨小梁欠清。双侧股骨头颈部见植入骨瓣影，融合良好。右股骨颈见内固定钉支撑影，未见断裂松脱。双髋关节间隙存在，关节关系良好，未见脱位。较之2014年10月20日正蛙位X线片，右股骨头骨质硬化区较前明显，余较前改变不大（图5-15）。

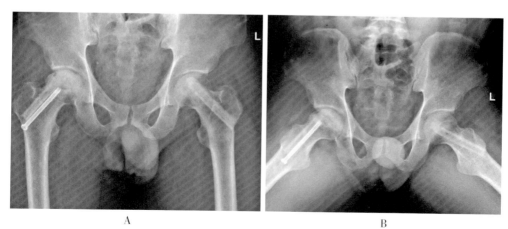

A　　　　　　　　　　　　　　　　　　B

A：术后双髋正位；B：术后双髋侧位。

图5-15　术后3个月复查（2015年1月15日）

（13）术后6月复查（图5-16）。

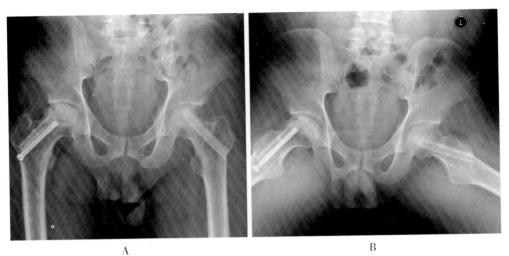

A：术后双髋正位；B：术后双髋侧位。

图5-16　术后6个月复查（2015年4月10日）

（14）术后9个月复查（图5-17）。

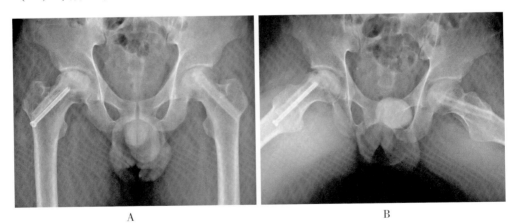

A：术后双髋正位；B：术后双髋侧位。

图5-17　术后9个月复查（2015年7月24日）

（15）术后12个月复查（图5-18）。

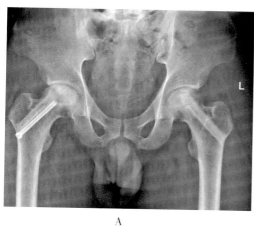
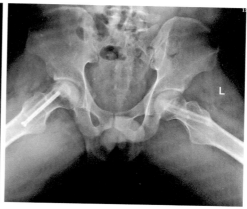

A：术后双髋正位；B：术后双髋侧位。

图 5 - 18　术后 12 个月复查（2015 年 10 月 17 日）

（16）术后 15 个月复查（图 5 - 19）。

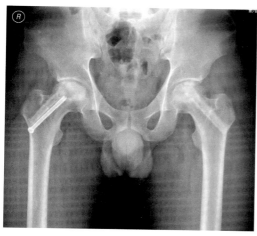
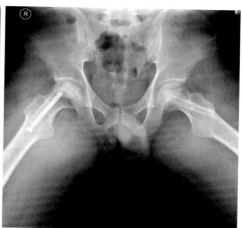

A：术后双髋正位；B：术后双髋侧位。

图 5 - 19　术后 15 个月复查（2016 年 1 月 15 日）

（17）术后 18 个月复查（图 5 - 20）。

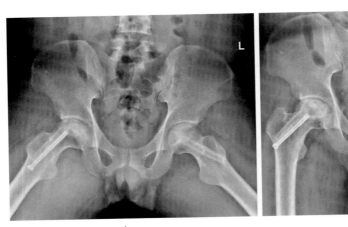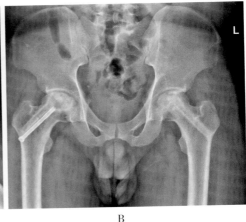

A：术后双髋正位；B：术后双髋侧位。

图 5-20　术后 18 个月复查（2016 年 4 月 15 日）

（18）术后 21 个月复查（图 5-21）。双侧股骨头坏死保髋术后复查结果显示，右股骨头形态稍扁，左侧股骨头形态可。右侧股骨头负重区关节面塌陷、欠连续，左侧股骨头关节面下见裂隙影，双股骨头内骨质密度呈不均匀增高，骨小梁模糊。双侧股骨头颈部见植入骨瓣影，融合良好。右股骨颈见内固定钉支撑影，未见断裂松脱。双髋关节间隙存在，关节关系良好，未见脱位。对比 2016 年 4 月 15 日 DR 片，双髋所见大致同前片。

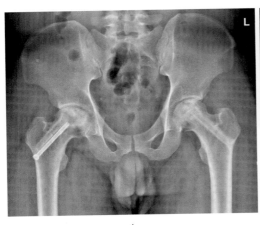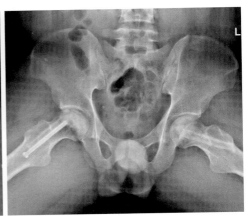

A：术后双髋正位；B：术后双髋侧位。

图 5-21　术后 21 个月复查（2016 年 7 月 8 日）

（19）术后 2 年复查（图 5-22）。

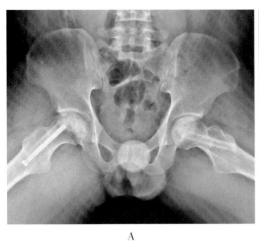
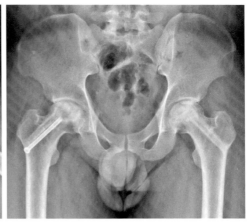

A：术后双髋正位；B：术后双髋侧位。

图 5 - 22　术后 2 年复查（2016 年 10 月 14 日）

（20）术后 2.5 年复查（图 5 - 23）。

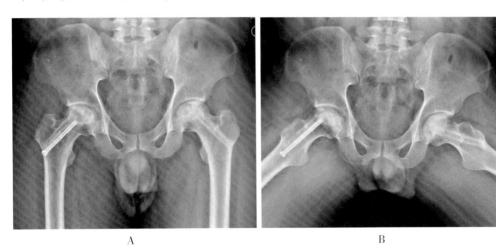

A：术后双髋正位；B：术后双髋侧位。

图 5 - 23　术后 2.5 年复查（2017 年 4 月 7 日）

（21）术后 3 年复查（图 5 - 24）。双侧股骨头坏死保髋术后复查结果显示：右股骨头形态稍扁，左侧股骨头形态可。右侧股骨头负重区关节面塌陷、欠连续，左侧股骨头关节面下见裂隙影。双股骨头内骨质密度呈不均匀增高，骨小梁模糊。双侧股骨头颈部见植入骨瓣影，融合良好。右股骨颈见内固定钉支撑影，未见断裂松脱。双髋关节间隙存在，关节关系良好，未见脱位。情况较 2017 年 4 月 7 日 DR 片变化不大。

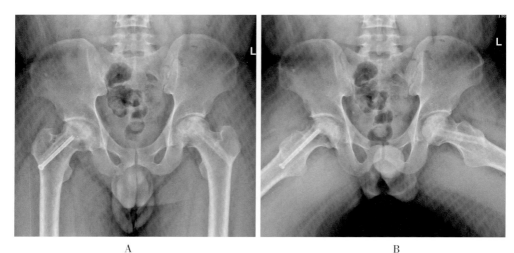

A：术后双髋正位；B：术后双髋侧位。

图5-24　术后3年复查（2017年10月20日）

（22）术后3年半复查（图5-25）。

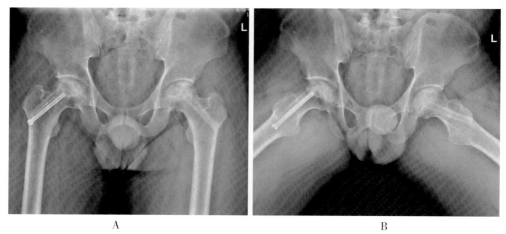

A：术后双髋正位；B：术后双髋侧位。

图5-25　术后3年半复查（2018年4月27日）

（23）术后4年复查。双侧股骨头坏死保髋术后复查结果显示：右股骨头形态稍扁，左侧股骨头形态可。右侧股骨头负重区关节面略塌陷、欠连续，左侧股骨头关节面下见裂隙影。双股骨头内骨质密度呈不均匀增高，骨小梁模糊。双侧股骨头颈部见植入骨瓣影，融合良好。右股骨颈见内固定钉支撑影，未见断裂松脱。双髋关节间隙存在，关节关系良好，关节间隙不窄（图5-26）。

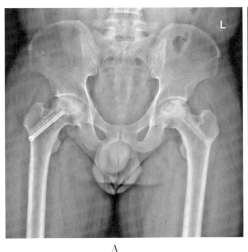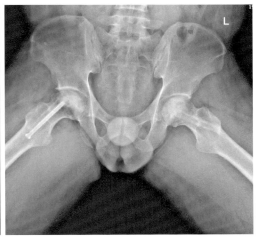

A：术后双髋正位；B：术后双髋侧位。

图 5 - 26　术后 4 年复查（2018 年 11 月 2 日）

3. 股骨头坏死病例三

王某，男，28 岁，广东广州人，于 2014 年 6 月 27 日就诊。

（1）主诉。左髋疼痛伴活动受限 6 个月。

（2）现病史。患者于半年前无明显诱因感左髋疼痛，活动受限，至广州市某医院就诊。X 线及 MRI 检查结果提示左侧股骨头缺血性坏死。建议患者行手术治疗，患者当时拒绝手术。门诊予药物口服及肌内注射（具体药物不详）后疼痛无明显好转。2014 年 6 月 24 日，患者至某院门诊就诊，X 线片提示左侧股骨头坏死。为进一步治疗，门诊以"左侧股骨头坏死"收入院。入院症见左髋疼痛不适，活动受限，跛行，无恶寒发热等不适，纳眠可，二便调。

（3）既往史、过敏史、个人史无特殊。

（4）专科检查。跛行，骨盆向左倾斜，双下肢肌肉无萎缩，左侧腹股沟压痛（+），左侧大粗隆叩击痛（+），双下肢纵轴叩击痛（-），双侧 Thomas 征（-），Allis 征（-），左侧"4"字征（+），双下肢肌力、肌张力检查正常，生理反射存在，病理征未引出。双下肢远端血液循环、感觉正常及足趾活动可，左髋活动受限，双髋关节活动度见表 5 - 3。

表 5 - 3　双髋关节活动度

活动	屈	伸	内旋	外旋	内收	外展
角度（左）	90°	10°	5°	20°	0°	30°
角度（右）	120°	15°	25°	40°	30°	50°

（5）X 线检查。2014 年 6 月 24 日，某 X 线片显示，左侧股骨头尚光整，中心密度不均匀，密度稍增高，并夹杂囊状透亮区。

（6）术前双髋 CT（图 5 - 27）结果。左侧股骨头关节面尚光整，承重面未见明显塌陷。股骨头关节面下见多发小囊状低密度影。左侧股骨头密度不均匀增高。关节囊肿胀，关节间隙未见狭窄，关节对位良好。右侧髋关节未见明显异常。

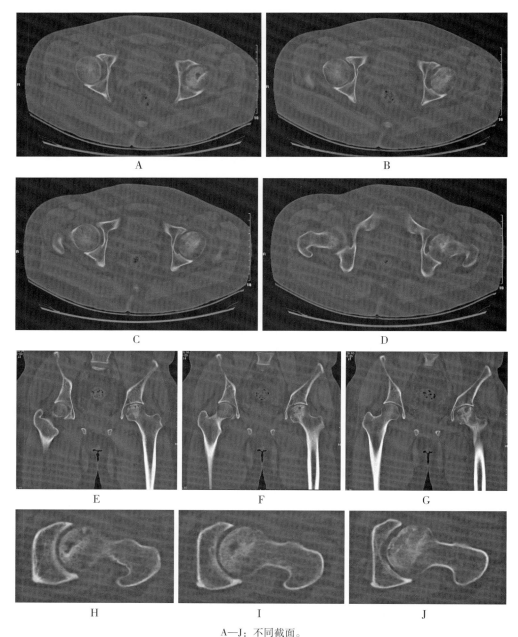

A—J：不同截面。

图 5-27　术前 CT（2014 年 6 月 27 日）

（7）术前 MR 结果。左侧股骨头关节面尚光整，未见明显塌陷。股骨头关节面下见坏死区，呈地图样改变，边缘见线样低信号带环绕。股骨头颈部及股骨上段见斑片状水肿信号带，关节腔内见少量积液。右侧髋关节未出现明显异常（图 5-28）。

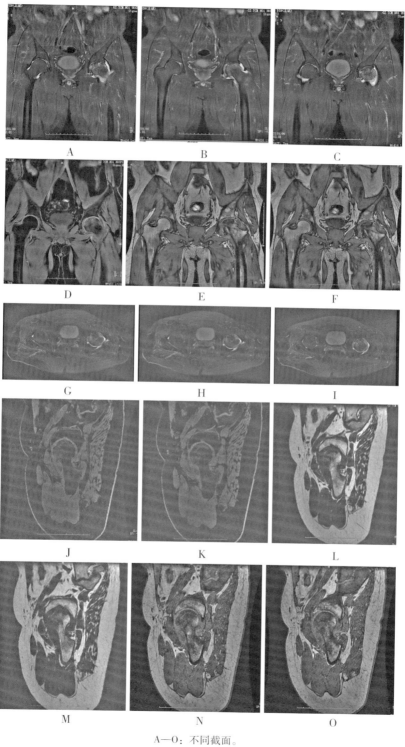

A—O：不同截面。

图 5-28　术前 MR（2014 年 6 月 27 日）

（8）手术方式。手术方式为左侧股骨头坏死灶切开减压术＋打压植骨术＋腓骨支撑术。

（9）手术经过。术中所见：在 C 臂机透视下见左股骨头坏死病灶位于前外侧，术中钻孔减压至股骨头软骨下约 3 mm 处。植入物为山西奥瑞生物材料有限生产的同种异体骨腓骨条 1 条及松质骨 1 包。

（10）手术步骤如下：

A. 麻醉显效后，患者取仰卧位，左髋部稍垫高，常规消毒、铺巾及贴护肤膜。

B. 于左侧大腿上段股外侧大转子顶向下做长约 8 cm 纵向切口，切开皮肤、皮下、筋膜、股外侧肌，暴露股骨大转子下方外侧骨皮质，由股骨大转子下经股骨颈向股骨头前外侧坏死塌陷区钻入 1 枚导针至软骨下皮质骨下，透视后证实导针位置满意。沿导针用扩孔绞刀扩孔减压至股骨头皮质骨下 0.3 cm 处，将孔径扩大至 1 cm。将部分健康骨碎收集备用，用刮匙刮除股骨头内部分死骨及肉芽组织。

C. 取 1 包异体松质骨粒，与减压取出的健康骨碎混合打压，植入骨隧道，骨隧道测得深约 8 cm。取长 8 cm 异体腓骨，植入减压孔，并用推进器推顶，透视下可见植骨位置良好。

D. 清点器械用品敷料无误，冲洗伤口，放置引流管 1 条。逐层缝合关闭伤口，用无菌敷料包扎伤口。

E. 术程顺利，术中出血较少，术中生命体征平稳。术毕清醒后，安返病房予术后处理。

（11）术后复查。左侧股骨头坏死植骨术后复查，左侧股骨头颈部正位片（图 5 - 29）显示植骨影，位置良好，未见明显松脱。股骨头关节面尚光整，未见明显塌陷。股骨头关节面下见多发小囊状低密度影，左侧股骨头密度呈不均匀增高。关节间隙未见狭窄，关节对位良好，关节囊肿胀，外侧软组织内见少许积气。右侧髋关节未见明显异常。

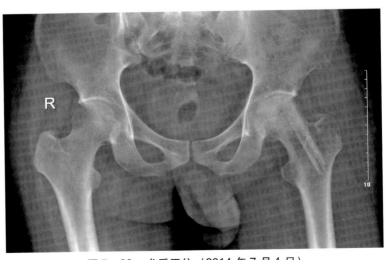

图 5 - 29 术后正位（2014 年 7 月 4 日）

（12）术后3个月复查。左股骨头缺血性坏死术后复查结果显示，左侧股骨头轮廓如常，关节面尚光整；中心密度不均匀，密度稍增高，并夹杂囊状透光区。头颈部植入腓骨段位置良好，关节对应关系正常。较2014年7月4日旧片无明显变化。右髋未见明显异常（图5-30）。

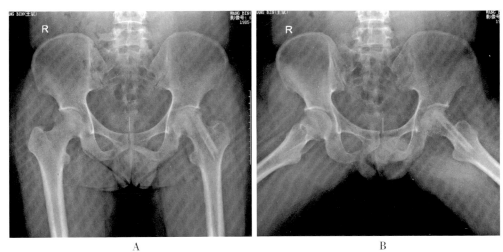

A：术后双髋正位；B：术后双髋蛙位。
图5-30　术后3个月复查（2014年10月10日）

（13）术后6个月复查（图5-31）。

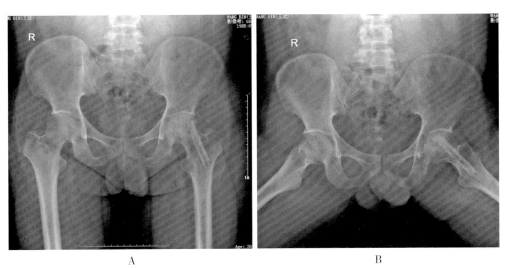

A：术后双髋正位；B：术后双髋蛙位。
图5-31　术后6个月复查

（14）术后12个月复查（图5-32）。

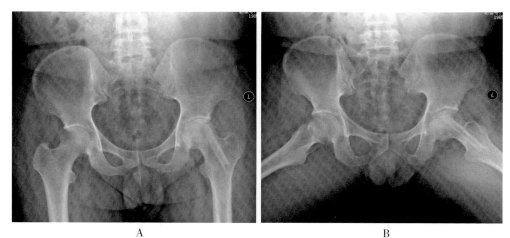

A：术后双髋正位；B：术后双髋蛙位。

图 5 - 32　术后 12 个月复查（2015 年 7 月 3 日）

（15）术后 14 个月复查（图 5 - 33）。

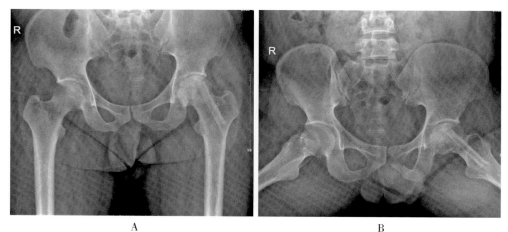

A：术后双髋正位；B：术后双髋蛙位。

图 5 - 33　术后 14 个月复查（2015 年 9 月 11 日）

（16）术后 16 个月复查（图 5 - 34）。

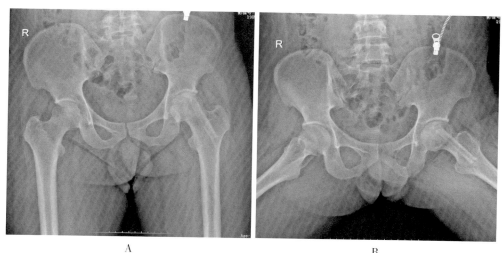

A：术后双髋正位；B：术后双髋蛙位。

图 5 - 34 术后 16 个月复查（2015 年 11 月 13 日）

（17）术后 22 个月复查（图 5 - 35）。

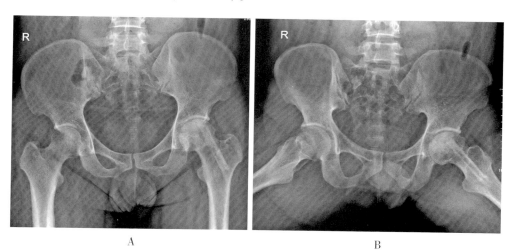

A：术后双髋正位；B：术后双髋蛙位。

图 5 - 35 术后 22 个月复查（2016 年 5 月 13 日）

（18）术后 2 年复查（图 5 - 36）。

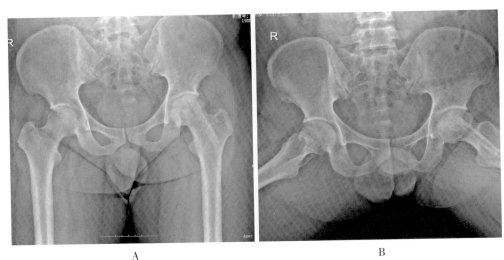

A：术后双髋正位；B：术后双髋蛙位。

图 5-36 术后 2 年复查（2016 年 7 月 22 日）

（19）术后 2 年 5 个月复查（图 5-37）。左侧股骨头关节面尚光整，未见明显塌陷。股骨头内骨质密度不均匀增高，头颈部见植入腓骨影。位置良好，关节对应关系正常，未见脱位。对比之前的 DR 片，左髋所见大致同前片。右髋关节未见明显异常。

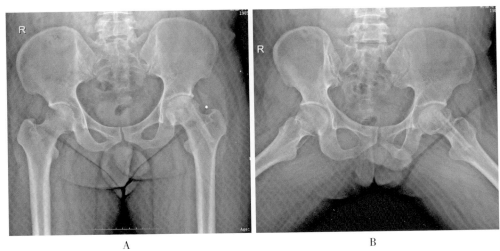

A：术后双髋正位；B：术后双髋蛙位。

图 5-37 术后 2 年 5 个月复查（2016 年 12 月 23 日）

（20）术后 3 年 5 个月复查（图 5-38）。

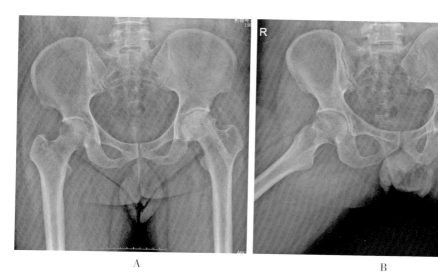

A：术后双髋正位；B：术后双髋蛙位。

图 5-38　术后 3 年 5 个月复查（2017 年 12 月 1 日）

（21）术后 3 年 9 个月复查（图 5-39）。左股骨头坏死保髋术后复查结果显示，左侧股骨头关节面骨赘形成，关节面未见明显塌陷。股骨头内骨质密度不均匀增高，头颈部见植入腓骨影，位置良好，关节对应关系正常，未见脱位。对比 2017 年 12 月 1 日 DR 片，左髋所见大致同前片。右髋关节未见明显异常。

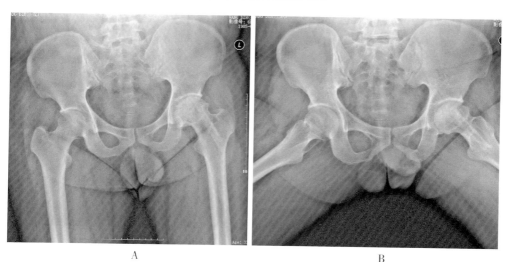

A：术后双髋正位；B：术后双髋蛙位。

图 5-39　术后 3 年 9 个月复查（2018 年 3 月 30 日）

（22）术后 4 年 6 个月复查（图 5-40）。左股骨头坏死保髋术后复查：现左侧股骨头关节面骨赘形成，关节面未见明显塌陷，股骨头内骨质密度不均匀增高，头颈部见植入腓骨影，位置良好，关节对应关系正常，未见脱位。对比 2018 年 3 月 30 日 DR 片，左髋所见大致同前片。右髋关节未见明显异常。

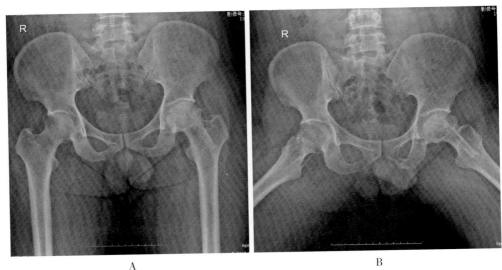

A：术后双髋正位；B：术后双髋蛙位。

图 5-40　术后 4 年 6 个月复查（2019 年 1 月 4 日）

樊粤光注重中医经典的发掘与传承，善于应用中医经典的理论治疗骨伤科疾病，从对肝肾、气血、外邪及气候环境相互作用的认识中确定治疗法则，抓住主证而灵活施治；善用道地药材而突出因地制宜的法则；根据疾病好发人群、症候特点推断病机、拟定治法，从而获得良好的临床疗效。

第二节　经方在中医骨伤中的传承与运用

《伤寒论》经方在骨伤科临床运用最多的是桂枝汤。对于肩颈关节疼痛，以外感风寒邪痹、太阳经证的主要表现的疾病，以桂枝汤为基础方，灵活加减运用，确有奇效。

一、颈椎病

颈椎病为骨科常见病，以外感风寒、痹阻太阳经络为常见。临床上，桂枝汤可灵活加用葛根汤，效果良好。桂枝汤为《伤寒论》之首方，加减法颇多，临床应用十分广泛。桂枝加葛根汤出自《伤寒论》第 14 条："太阳病，项背强几几，反汗出恶风者，桂枝加葛根汤主之。"主要症状为颈部僵硬、疼痛，汗出，恶风，脉缓。临床中常用桂枝加葛根汤治疗证属太阳中风表虚兼经气不利之证的颈椎病。项背乃太阳经脉所过之处，病因多为风寒之邪客于太阳经脉。桂枝加葛根汤出入化裁，投以桂枝加葛根汤，另加防风、川芎、红花。

1. 颈椎病病例一

门诊患者陈某，平时多伏案工作，因连续 1 周加班，自觉颈部肌肉酸困、疼痛。

3 天前夜晚休息时忘关卧室窗户，次日晨起见颈部僵硬、左肩沉重、左上臂麻木、汗出、恶风怕冷，舌淡，苔白，脉缓。X 线片提示，第 5、第 6 颈椎椎体骨质增生。辨病为颈椎病。辨证为风邪侵及太阳经脉，经气不舒。治以桂枝加葛根汤：桂枝 12 g、白芍 12 g、生姜 6 g、大枣 5 枚、葛根 24 g、炙甘草 6 g。投药 5 剂，患者颈部僵硬、疼痛感消失，汗止，余症状解除。

二、肩周炎

肩周炎又被称为肩凝症、五十肩，是骨科中老年患者常见病，以肩部受邪，肩痛不能活动为表现。临床上，应用桂枝汤为方底，除了桂枝加葛根汤，可针对主要病因病机，灵活运用经方，配伍加减。例如，采用黄芪桂枝五物汤的配伍加减。黄芪桂枝五物汤出自《金匮要略》："血痹阴阳俱紧，寸关上微，尺中小紧，外证身体不仁，如风痹状，黄芪桂枝五物汤主之。"

1. 肩周炎病例一

老年患者，女，60 岁。主要症状为肌肤麻木、怕冷，兼有疼痛感，汗出，被诊断为肩凝症。证属风寒侵袭，营卫失调，经络阻塞而麻木、疼痛，肩关节活动受限，须治以补益气血、温通卫阳、散寒除痹，以黄芪桂枝五物汤温通肩痹而利关节。虑及患者气血已虚，加入当归，取当归补血汤之意；佐用桑枝，引药直达病所。处方：黄芪 20 g、桂枝 12 g、白芍 12 g、生姜 15 g、大枣 5 枚、当归 15 g、桑枝 9 g。服药 2 周后左肩活动正常，疼痛消失。

2. 肩周炎病例二

右肩肩凝症 6 个月，曾行针灸、推拿和封闭治疗，疗效不显，来院求治。检见右肩三角肌轻度萎缩，肩周有压痛，外展、前屈后伸活动均受制。方用桂枝汤加味。桂枝 6 g、白芍 10 g、生姜 10 g、甘草 10 g、大枣 10 枚、丹参 15 g、姜黄 12 g、鸡血藤 10 g、制川乌 6 g。服 5 剂，并外用汤液熏洗患肩每天 1～2 次。药至痛减。

三、膝骨关节炎

膝骨关节炎是老年人群常见疾病。门诊辨证，多以肾虚为主。然患者亦有虚实夹杂，或气血虚损合并寒邪侵袭的表现，则不可拘泥于固定思维，应根据具体证候表现，辨证论治。合理运用经方，也有理想效果。若有寒邪表证，同样可以桂枝汤加减，或采用经方当归四逆汤。当归四逆汤出自《伤寒论》第 351 条："手足厥寒，脉细欲绝者，当归四逆汤主之。"主要症状为手或足厥冷，皮肤黏膜或爪甲淡白，舌质淡，脉细。临床上用于治疗膝骨关节炎，证属血虚寒厥者。伤科常规习惯用《伤科补要》麻桂温经汤治疗骨折与脱位后期之关节粘连、肢冷浮肿，内服并外用熏洗。麻桂温经汤实是桂枝汤去姜枣，加麻黄、细辛、红花、桃仁等组成，仍然是取桂枝汤加麻黄、细辛温经祛风寒之意，而除阴寒凝滞之邪，佐以红花、桃仁等活血舒筋而解关节之粘连。

1. 膝骨关节炎病例一

患者女性，65 岁，辨病为膝骨关节炎。证属血虚寒凝、经脉不通。治以当归四逆汤原方。处方：当归 15 g、桂枝 9 g、细辛 3 g、通草 9 g、白芍 9 g、大枣 10 枚、炙甘草

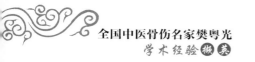

6 g。患者服药6剂，膝关节疼痛缓解。效不更方，继用原方2周后膝关节疼痛消失，关节活动良好，肢体感觉恢复正常，皮肤温润，脱屑症状消失，病愈。

2. 膝骨关节炎病例二

李某，女，59岁，于2012年3月14日初诊。主诉：双膝疼痛不适8年余，加重1年。既往无膝关节外伤史，8年前开始出现膝关节疼痛，久行后加重，休息可缓解，双膝怕冷。偶尔服用保健药物，症状反复。近1年来，双膝疼痛症状加剧，上下楼梯时加重，平路不能久行，经针灸、理疗、外敷药物后症状少许缓解，遂来门诊就诊。患者体型偏胖，蹒跚步态，双膝无明显内翻畸形，双膝轻微肿胀，局部皮温偏高，双膝关节周围压痛（＋），双膝髌骨研磨试验（＋），挺髌试验（＋），双膝关节活动受限（15°～90°）。双膝关节负重正侧位X线片显示骨质增生，双膝关节退行性病变。患者平素纳眠一般，大便调，小便清长，舌淡紫、苔薄白，脉弦。中医诊断为膝骨痹，（肾虚血瘀证）。处方：杜仲、巴戟天、牛膝、续断、补骨脂、川芎、附子各10 g，骨碎补、黄芪各30 g，熟地黄20 g，细辛6 g，蜈蚣3条。7剂，每天1剂，水煎至250 mL，饭后温服。中成药为关节康片（院内制剂），每天3次，每次5片，服用1周。

患者于2012年3月21日复诊，诉服药后，疼痛症状明显减轻。患者双膝少许肿胀，皮温不高，双膝关节活动度增大（5°～100°），纳眠一般，二便调，舌淡红、苔薄白，脉缓。中医诊断为膝骨痹（肾虚血瘀证）。处方为：杜仲、巴戟天、牛膝、续断、补骨脂、川芎各10 g，骨碎补、黄芪各30 g，熟地黄20 g，细辛6 g，蜈蚣2条，桂枝5 g。15剂，每天1剂，水煎服至250 mL，饭后温服。中成药为关节康片（院内制剂），每天3次，每次5片，服用1个月。患者服完药后症状已基本缓解，未再续服，双膝疼痛4年未犯。

患者以"双膝疼痛不适8年余，加重1年"为主诉，结合症状、体征和影像学检查，中医诊断为膝骨痹，辨证为肾虚血瘀，其病因病机以肝肾亏虚为本，气血瘀滞、经脉痹阻为标。患者至中年后，肝肾渐亏，筋骨失养，不荣则痛，故肝肾亏虚，则出现平素怕冷、小便清长；风寒湿邪侵袭，气血瘀滞，经脉痹阻，气血运行不畅，瘀久化热，则出现膝关节周围压痛、局部皮温增高；舌淡紫、苔薄白，脉弦均为肾虚血瘀之象。治疗以补肾活血为治则，首诊应用杜仲、牛膝、补骨脂、骨碎补、巴戟天、熟地黄补肝肾、壮筋骨，续断、川芎、蜈蚣活血化瘀通络，黄芪益气活血，附子、细辛温补肾阳。诸药合用，共奏补肾活血之功，加用关节康片增强补肾活血之效。复诊时患者肾阳温通，舌质变红润，化瘀后痛减，关节肿胀减轻，脉由弦转缓。在前方的基础上，去附子，加用桂枝，取缓则治其本，并加舒筋活络之物，是以巩固疗效。

第三节　《医宗金鉴·正骨心法要旨》的传承与运用

《医宗金鉴·正骨心法要旨》由清代吴谦等著，汇集了清代以前正骨经验之精华，在正骨手法、内外治法、方药及整复固定等方面有颇多创见，故一直被众多医家推崇备至，并作为推拿临证指南的金玉良言。经过前人仔细研读揣摩，挖掘整理了其对骨伤科的学术价值，并在指导临床上发挥巨大的作用。樊粤光在阅读过程中，也颇有心得，尤其是对其中所载的方剂——海桐皮汤和正骨紫金丹，感慨颇深。

海桐皮汤处方：海桐皮、透骨草、乳香、没药各 6 g，当归尾酒洗 5 g，花椒 10 g，川芎、红花、威灵仙、白芷、甘草、防风各 3 g。功效为舒筋通络、行气止痛。海桐皮汤中以海桐皮、透骨草、威灵仙为君，祛风除湿、通络止痛，威灵仙兼能软坚散结、消除粘连；臣以白芷、防风祛风通络、通窍止痛，当归尾、川芎、乳香、没药补血活血、祛瘀生新、消肿定痛，兼能生肌；佐以花椒，其性辛热，温经止痛、活血散瘀；使以甘草，调和诸药。全方共奏活血散瘀、消肿止痛、温经散寒、通络软坚之效。

文献记载，海桐皮汤熏蒸在腰椎间盘突出症术后的康复治疗中发挥了巨大作用，降低了术后发生腰痛的概率。中药熏蒸疗法是用煎煮中草药产生的蒸汽熏蒸人体特殊部位或经络腧穴，达到治疗、康复和健身目的的一种中医外治疗法。现代研究证明，中药熏蒸可使皮肤温度升高。而中药煮沸产生的大量中药分子通过皮肤进入体内，使局部小血管扩张，促进血液和淋巴液循环。此外，药物通过皮肤吸收渗透穴位，可疏通经络、活血化瘀，解除病变处肌肉痉挛，使炎症水肿尽快消散，达到术后康复目的。海桐皮汤局部熏蒸方的组方：①海桐皮、透骨草、伸筋草、威灵仙可舒筋通络、调和气血、通利关节，能明显减轻腰腿等部位的拘紧感。②乳香、没药、红花、当归尾、三棱、莪术活血化瘀、通络止痛。药力直接作用于患部，可改善深部血液循环，促进局部炎症吸收。③艾叶、防风、花椒、白芷，四药寻经走表、辛散透里、温经散邪止痛。④自然铜是伤科必用之要药，可生筋长骨、强壮肌体。诸药合成一方，加热熏蒸患部，可消散癥结、疏通筋脉、流畅气血，缓解肌肉痉挛，促进局部炎性物质吸收，最终达到缓解疼痛、治愈术后遗留疾患的目的。同理，熏蒸法可以用于治疗桡骨远端骨折术后腕关节功能障碍及膝骨关节炎。

临床实践中，常常因为滑囊炎经过抽液、注射药物、辅助用药后病情复发而苦恼，而且有些患者又不愿意手术治疗，甚至有些手术治疗都无效，因此，可以将海桐皮汤局部熏蒸法应用在滑囊炎的临床辅助治疗中，甚至作为一种主要的保守治疗方式。同理，还可用于肌腱炎和腱鞘炎，以及肩关节术后肩关节肌肉组织粘连等骨伤科疾病。

正骨紫金丹药物处方：丁香 1 两、木香 1 两、血竭 1 两、儿茶 1 两、熟大黄 1 两、红花 1 两、当归头 2 两、莲子 2 两、白茯苓 2 两、白芍 2 两、牡丹皮 5 钱、甘草 3 钱。功效为止痛化瘀。正骨紫金丹，原方载于《医宗金鉴》一书中，治跌打扑坠，闪挫损伤，并一切疼痛，瘀血凝聚者。经过 30 余年的教学、研究和临床应用，樊粤光对本方体会颇深，认为本方名为治骨之剂，而实为治筋之方，不用于治疗新伤，而用于治疗陈伤。正骨紫金丹在临床上可应用于以下疾病：膝关节半月板损伤、骨质增生性疾病、陈旧性扭伤、创伤性关节炎、腰椎间盘突出症、习惯性关节脱臼、髌骨软化症。对增生性疾病的主要作用是使临床症状改善或消失，在治疗时如再配合手法按摩则见效更速；对创伤性关节炎和髌骨软化症的治疗有效的指征是临床症状的改善或消失，控制病情不再发展；对半月板损伤的作用是促进局部气血循环，加快半月板的修复；对习惯性关节脱臼的主要作用是加强关节周围韧带的力量，增强关节的稳定性；对于陈旧性扭伤，若同时配合手法治疗，则疗效更著；对于腰椎间盘症，主要用于手法复位而效果不满意者。

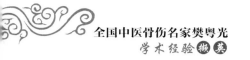
文献报道，海桐皮汤和正骨紫金丹联合应用治疗颜面部损伤35例，治愈18例，显效12例、好转5例，总有效率为100%。当然，联合应用海桐皮汤和正骨紫金丹还可以治疗很多类似的骨伤疾病。随着科学技术的日新月异，骨科技术也在飞速发展，各种手术内固定和微创手术越来越成熟，应用先进科学技术的同时，也不能放弃传统的保守治疗方法。

《医宗金鉴》在中医骨伤科方面的贡献远不仅仅在此，其中的中医正骨八法、骨伤科治疗原则等也具有奠基性作用，有待骨伤科同道去共同发掘与研讨，为人类造福。

第四节　中参西录，筋骨并重治疗创伤性关节炎

骨与关节损伤，是岭南骨伤科传统精华筋骨损伤的主要证治范畴。对于筋骨损伤，樊粤光注重传承和发扬岭南正骨名家独特的理论体系和治疗原则及方法。对于关节内骨折损伤严重、移位明显的病例，须与时俱进，认同现代医学理念，及早进行解剖复位、关节面重建，建立可靠、固定的治疗方法。在术后关节愈合、功能康复，特别是防范创伤性关节炎的方面，则充分发挥中医骨伤传统证治优势，辨证施治、筋骨并重，在临床上取得良好的疗效。

创伤性关节炎是继发于关节创伤的骨关节炎，是由于连续的物理性或机械性损伤导致的可运动关节的软骨变性、破坏，以及在此基础上引发的关节软骨、软骨下骨、滑膜、关节囊及周围肌肉和韧带的一系列改变而引起的关节功能障碍。

骨折筋伤，首重辨证施治。如骨伤名家何竹林所说："不通晓理法方药辨证施治就不是中医生，不懂理伤手法和夹缚固定就不是骨科医生。"根据中医骨伤传统理论及岭南骨科特色传承，须将局部诊断与中医传统辨证方法结合起来进行辨证施治。

关节骨折术后的软骨退变可属中医学骨折、伤筋、痹证等范畴。其病因病机为：跌打损伤、扭伤关节，使气滞血瘀、脉络受阻。气滞则痛，血瘀则肿，脉络受阻则关节屈伸不利、活动受限。本病又与肝肾亏损密切相关。《医宗必读》认为，骨折损伤必内动于肾，因肾生精髓，故骨折后如肾生养精髓不足，则无以养骨，难以愈合。筋骨相连，发生骨折时常伤及筋，筋伤则内动于肝。肝血不充，血不足则无以荣筋，筋失滋养而影响修复。肾主骨，肝主筋，筋附骨，肝血肾精不足，可以影响骨折的愈合。正如《张氏医通》指出："膝痛无有不因肝肾虚者。"肝肾亏虚、筋骨失养，为关节骨折后软骨退变的病理基础。

疼痛往往是膝骨关节炎患者就诊的最主要原因，几乎所有就诊的膝骨关节炎患者都有疼痛。根据中医学"不通则痛"观点，这应与气滞血瘀有关。创伤后关节软骨的破坏及退变，是创伤性关节炎主要病理变化。无论何种原因引起的骨关节炎，其最终都可能因气滞血瘀、经脉痹阻而出现膝关节疼痛及不同程度的活动受限。而骨关节炎发病机理在于肾虚和血瘀，两者相互联系，虚可致瘀，瘀又加重虚。活血化瘀法在膝骨关节炎的中医临床治疗上具有重要地位。补肾与活血两者结合则可使肾气旺盛、经络通畅，从而防止软骨病变的发生发展。

针对关节损伤后的肾虚血瘀证，采用补肾活血法，兼顾二证，根据术后病情变化，辨证施治。方药以复方中药熟地黄、牛膝、杜仲、丹参、川芎、独活、红花、木瓜、木香、补骨脂等药物组成。前2周加桃仁、赤芍、当归，原方熟地黄改为生地黄以加强活血祛瘀、消肿止痛之功。2周后，原方加骨碎补、枸杞子，以增补养肝肾之效。方中熟地黄性微温、味甘，具滋阴养血、补精益髓之效；补骨脂性大温，是补肾壮阳之要药。两药配伍，一阴一阳，阴阳互根互用，为君药。臣以杜仲补肝肾之阳而强筋骨，枸杞子滋补肝肾之阴，丹参、川芎和红花活血养血，木香行气止痛、牛膝补肝肾且引血下行。诸药合用，补中有行，共达补肾壮骨、活血止痛之效。

预防治疗创伤性关节炎，关键在于消除创伤后关节软骨的潜在损害及阻断其退变进程，达到预防或延缓创伤性关节炎发生，促进关节功能的恢复。因此，治则、治法方面应根据实际病因病机变化辨证施治，灵活运用。关节骨折术后早期，气滞血瘀证为主，肝肾不足为次，因此，治疗应重用活血祛瘀之方药，以消肿止痛、行气和营。由此，在临床用药上，前2周原方加桃仁、赤芍、当归，原方熟地黄改为生地黄以加强活血祛瘀、消肿止痛之功。中后期，则以肝肾不足为主，气滞血瘀之证为次，故治疗以补肾养肝为重而兼以活血行气之功。因此，2周后，原方加骨碎补、枸杞子，以增补养肝肾之效。

通过临床观察和研究，施行补肾活血方药以辨证施治，能有效防治关节骨折术后的创伤性关节炎。补肾活血法能促进关节骨折术后患者关节功能的康复，提高疗效。补肾活血法能从整体上对关节骨折术后的患者产生调理和康复功效，提高生活质量。

第六章 论文精选

第一节 中西药结合介入治疗激素性
股骨头坏死的临床分析

【摘要】 为了总结药物介入治疗激素性股骨头坏死的疗效，对 1996 年 1 月至 1999 年 2 月收治的 36 例患者应用尿激酶、川芎嗪、罂粟碱、低分子右旋糖酐进行中西药介入治疗。其中的 34 例获完整随访，平均随访时间 13 个月。采用 1994 年全国髋关节功能评定标准评价随访结果，股骨头坏死的 Ficat Ⅰ～Ⅱ期优良率 91%，Ficat Ⅲ～Ⅳ 期优良率 72%，随访结果疗效满意。该法具有安全性高、损伤轻微、操作容易的优点，主要可用于 Ficat 0 ～ Ⅱ 期患者的治疗。

【关键词】 股骨头坏死；中西医结合疗法；川芎嗪；尿激酶；罂粟碱；介入疗法。

介入治疗是治疗股骨头坏死的一种新方法。本院于 1996—1999 年应用中药和西药治疗激素性股骨头坏死 36 例，共 52 髋（单侧坏死记 1 髋，双侧坏死记 2 髋），疗效满意，现总结如下。

一、材料与方法

1. 一般资料

共收治激素性股骨头坏死 36 例，其中，男 26 例、女 10 例。年龄 22 ～ 62 岁。共计52 髋。

本组主要以发病原因、临床表现、X 线片、CT 结果或 MRI 结果作为本病的诊断依据。36 例股骨头坏死患者均有不同程度的髋部疼痛，活动后疼痛出现加重。髋关节功能最早表现为旋转功能受限，其后为内收、外展功能受限，最后发展到屈曲受限。24 例伴有不同程度的跛行，6 例存在轻度屈髋畸形（Ⅲ～Ⅳ 期），患肢常伴肌肉萎缩，另有 3 例髋部有严重的静息痛，须服强止痛剂。按 Ficat 分期法，0 期 1 例，共 1 髋；Ⅰ期 5 例，共 7 髋；Ⅱ期 18 例，共 25 髋；Ⅲ～Ⅳ期 12 例，共 19 髋。

2. 介入治疗方法和药物

应用 Seldinger 技术，经对侧股动脉穿刺，用 Cobra 导管（5.5 F）置入对侧髂总动脉处造影。了解髋部血管分布后，分先后将导管超选插入旋股内、外动脉，按序先后缓慢注入尿激酶 5×10^5 U、川芎嗪 240 mg、罂粟碱 30 mg、低分子右旋糖酐 50 mL 的混合液。整个注药过程为 30 ～ 40 min。术后 5 d 内仍静脉滴注尿激酶 6×10^4 U，每天 1 次；川芎嗪 180 mg，每天 2 次；低分子右旋糖酐 250 mL，每天 2 次，以巩固疗效。每髋介入治疗 2 次，2 次之间相隔 2 周。

二、结果

1. 随访疗效情况

采用 1994 年全国股骨头坏死专题会议标准——髋关节功能评定标准（100 分法）。本组 36 例病例中，34 例病例获完整随访。随访时间为 3 ~ 28 个月，平均随访时间 13 个月。结果见表 6 - 1。

表 6 - 1   按分期随访结果   单位：例

Ficat 分期	合计	优	良	中	差
临床前期	1	1	0	0	0
I	5	4	1	0	0
II	17	13	2	2	0
III ~ IV	11	6	2	1	2

2. X 线、CT 或 MRI 检查情况

随访 34 例中，Ficat I ~ II 期中有 5 例。

在介入治疗 3 ~ 6 个月后复查，行 X 线检查时可见坏死区域有不同程度的骨密度增高，坏死区域较前缩小（图 6 - 1）。11 例行 MRI 检查，结果显示 8 例坏死区域缩小或骨密度信号接近正常。其中，Ficat 0 期的 1 髋基本恢复正常骨密度信号（图 6 - 2）。

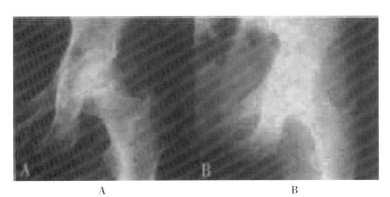

A   B

A：患者介入治疗前 X 线片显示，左股骨头内囊变坏死区；B：介入治疗后
9 个月的 X 线片显示，左股骨头内坏死区密度增高，接近正常。

图 6 - 1   双侧激素性股骨头缺血性坏死患者左股骨头介入治疗前后 X 线片

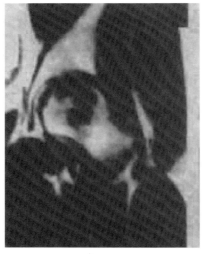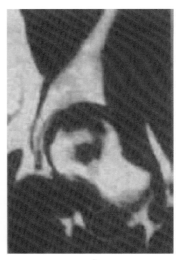

A   B

A：介入治疗前 MRI 检查结果显示，左股骨头内异常信号去位于头下去，面积较大；B：介入治疗 6 个月后
复查的 MRI 结果显示，左股骨头内异常信号区明显缩小，骨质密度接近正常，周围组织水肿减轻。

图 6 - 2 股骨头坏死患者介入治疗前后 MRI 检查情况

3. 血管造影检查情况

血管造影检查情况见图 6 - 3。

介入治疗后行血管造影均可见髋部血管数量增多，血管径较术前的增粗。5 例病例
在介入后 3 个月造影，均显示血管数量及交通支明显增多，血管延伸（图 6 - 3）。

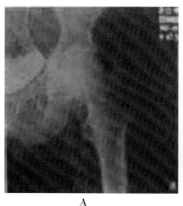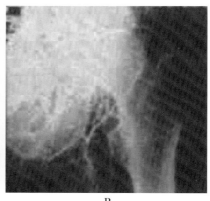

A   B

A：第 1 次介入造影片显示，左股骨头血管较稀少，吻合支少，管径细；B：第 3 次介入造影片
显示，左股骨头血管明显增多，吻合支增多，管径粗。

图 6 - 3 双侧股骨头坏死患者介入治疗后血管造影情况

三、讨论

非创伤性股骨头坏死的发病机制尚未完全明确，但微小血管内皮损伤及血管内瘀血

在非创伤性股骨头坏死病理过程中起主导作用的观点越来越受到重视。Jonse 在 1995 年提出血管内凝血学说，他认为骨内微小血管内的大量脂肪血栓、呈高凝状态的血液及大量游离脂肪酸对血管内皮的损害作用可以诱发血管内凝血。这造成骨组织缺血缺氧，导致股骨头坏死。1992 年，Saito 发现早期非创伤性股骨头坏死患者的股骨头内微小血管内皮损伤及骨髓组织反复出血，并观察到血管内血栓的形成。国内外许多学者也曾观察到，早期非创伤性股骨头坏死病理标本中存在血管内瘀血及血管内皮损伤的过程。在实验研究中，Masuhara 等应用免疫组化及血管特殊染色方法发现受试动物经马血清和激素处理后，免疫复合物附壁在血管内皮上，血管内皮细胞有不同程度的病理改变，局部血管有大量血栓形成，骨髓内有点状或片状出血，后期骨细胞及骨髓细胞出现变性坏死。1995 年，李子荣在实验中比较了单纯应用激素和马血清加激素这两种处理方法，发现两种方法均可造成股骨头坏死，但前者坏死轻，恢复快，病理过程不典型；后者与临床所见的病理过程极相似。本院在 1984—1996 年共收治各类股骨头坏死患者 1 182 例，激素性股骨头坏死 213 例，这些病例均伴有与机体免疫异常相关的疾病。因此，非创伤性股骨头坏死是在局部微小血管存在病变的同时，如在血液黏度增高、脂肪滴堆积和高浓度游离脂肪酸的作用下，即可触发微小血管的凝血过程，导致组织出血。骨内压增高、回流障碍，最终形成股骨头非创伤性缺血坏死。

介入治疗是应用 Seldinger 技术，在电视 X 光机监视下将多种有效的中药和西药直接注入旋股内动脉和外动脉，以达到治疗坏死股骨头的目的。蒋忠仆于 1998 年认为，经局部应用高浓度解痉、溶栓、扩血管药物，可解除血管痉挛，溶通血栓，促进静脉回流，降低骨内压，增加有效循环量，重建股骨头血供。本组病例在 Ficat 0 期的有 1 例，该病例经 2 次介入治疗后症状消失，3 个月后 MRI 复查结果显示病变基本消失。处于Ⅰ～Ⅱ期的病例 18 例，优良率达 91%。Ⅲ～Ⅳ期的病例的症状缓解率达 82%，优良率 72%。在短时间内将多种有效药物应用介入技术灌注在支配股骨头的主要血管内，治疗作用如下。

（1）重新疏通已发生病变的股骨头内血管，改善静脉回流。降低骨内压，恢复或改善股骨头的血供。大剂量高浓度的有效药物直接灌注在局部血管，可以扩张血管，溶解血栓，防止凝集，恢复局部血供。Ficat 0 期病例仅有股骨头的缺血改变，局部各组织代谢异常，但未出现骨组织的根本改变。因此，此期介入治疗的疗效确切。

（2）改善或增加股骨头坏死区域周围及髋部各组织的血液循环，为股骨头坏死区域提供良好血供的局部环境。髋部血管网络非常丰富，髋内、髋外血管及支配股骨头血供的主要血管间有大量吻合支。介入药物对局部血液循环的影响非常显著，且能维持较长的作用时间。曾尝试应用介入技术治疗各类继发性髋关节骨关节炎患者 12 例，症状在短期内明显缓解，每次介入治疗后症状可缓解 2～6 个月，说明介入治疗的局部血管作用可达数月。

（3）介入药物不仅通过解痉、溶栓、抗凝集作用保护血管内皮，还可以促进血管内皮细胞修复、再生及促进血管增生。川芎嗪注射液及复方丹参注射液在临床及实验研究中，均被证实有较确切的促进损伤血管内皮细胞的血管增生的作用。本组中有 2 例病例在介入治疗后 2～3 月，发现髋部皮下出现大量新生的网络样血管组织。

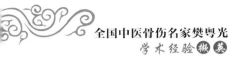

介入治疗是手术治疗和药物治疗之外的一种新的治疗方法。从近期随访结果分析，疗效满意。它具有安全性高、损伤轻、易操作的优点，易被患者所接受，主要适用于 Ficat 0～Ⅱ期及年老体弱不能耐受手术的 Ficat Ⅲ～Ⅳ期患者。

第二节　692 例股骨头缺血性坏死病因调查分析

【摘要】从 1982 年 4 月至 1993 年年底，共统计 692 例股骨头缺血性坏死的病因，其中，外伤占 27.6%、小儿 Perthes 病占 22.7%、内分泌紊乱 11.6%、酒精性坏死 8.3%。双侧坏死患者有 150 例，以酒精性坏死与激素性坏死为多。外伤性坏死以股骨颈骨折后多见。小儿 Perthes 病中男童占 84%，其中，髋部外伤是小儿发病的重要因素之一。激素性坏死以合并有系统性红斑狼疮者最多见。而酒精性坏死以 10 年以上嗜酒史多见，未发现少于 3 年的嗜酒者。骨关节炎性坏死可分为原发性、继发性和小儿 Perthes 病后遗症 3 种，在手术所见的股骨头形态与特发性坏死的不同。此外，内分泌紊乱、糖尿病、高脂血症、脉管炎、减压病、痛风、交感神经反射性都为本调查所见的病因。

【关键词】股骨头坏死；病因学。

自 1982 年 4 月，对采用多条血管束植入方法治疗的股骨头缺血性坏死病例设立专门病史与手术登记，至 1993 年年底计有 692 例（人），Ⅲ～Ⅳ期患者（成人按 Ficat 分期；小儿按 Catterall 分期）占 84%，术中按常规将所有病例的骨病灶清除物送病理检查，除小部分小儿Ⅳ期患者外，均被病检证实有骨质坏死现象。现将本组病因或伴随疾病进行分类（表 6-2），分析如下。

表 6-2　股骨头缺血性坏死的病因分类及性别比例

病因	人数	比例/%	男性/女性
外伤	191	27.6	1.47 : 1
小儿 Perthes 病	157	22.7	5.18 : 1
滥用激素	80	11.6	1.05 : 1
酒精性坏死	58	8.3	全部男性
骨关节炎性坏死	107	15.5	0.84 : 1
特发性坏死	65	9.4	1.83 : 1
内分泌紊乱	7	1.0	0.17 : 1
类风湿	14	2.0	全部男性
其他	13	1.9	3.33 : 1
总计	692	100	2.11 : 1

本调查的患者约 1% 来自中国台湾地区、中国香港地区及东南亚国家，其余的来自全国各地，以广东省内的为多。患者最大年龄 73 岁，为骨关节炎性坏死患者；最小的

2 岁，患有小儿 Perthes 病并有髋关节半脱位。692 例中，男性患者 476 例，其中，小儿 Perthes 病、酒精中毒、类风湿性坏死患者有较高的发病率；女性患者 216 例，在患有系统性红斑狼疮并使用激素与内分泌紊乱的患者中占绝对的高发病率。692 例患者中，双侧股骨头坏死的有 150 例，占 21.6%，其中，激素性双侧坏死 49 例，占激素性坏死的 61%，与 Steinberg 报告的 60% 相近，而略高于 D'Aubigne 报告的 52%。双侧坏死的病因分类及在同类病因中人数的比例见表 6-3。

表 6-3　双侧股骨头坏死例数及占同类病因中的比例

病因	人数	占同一病因人数比例/%
滥用激素	49	61
酒精性坏死	41	71
特发性坏死	15	23
骨关节炎性坏死	14	13
类风湿	11	79
小儿 Perthes 病	10	7
内分泌紊乱	7	100
外伤	0	0
其他	3	23
总计	150	22

表 6-2 提示，全身性系统紊乱因素容易导致双侧股骨头坏死，如内分泌紊乱、类风湿、酒精性坏死、滥用激素等；而局部性因素极少导致两侧坏死，如外伤等。

外伤性股骨头缺血性坏死有 191 例，占本调查分类中最高比例，占成人坏死 535 例中的 36%。外伤又分为股骨颈骨折、髋关节脱位（包括单纯脱位与合并髋臼骨折的脱位）、髋部扭挫伤（有典型外伤及髋部疼痛、功能障碍史），分别占外伤性坏死 77%、9% 与 14%。经治疗后，大部分股骨、颈骨骨折愈合患者恢复行走功能后又逐渐出现患髋活动痛，继而静息痛与功能受限，骨折—愈合—坏死症状出现时间平均为 17.6 个月，最长者 88 个月，均比邵光湘所载的平均发生时间 3 年与最迟 17 年短。其中，拔除股骨颈内固定后 6 个月内出现坏死症状的有 14 例，占内固定坏死者的 24%。

本调查中小儿 Perthes 病患儿有 157 例，年龄为 2—14 岁，其中，男孩占 84%，症状出现年龄以 6—10 岁为多，与赵炬才所载的出现年龄 3—12 岁、男孩占 80%、高峰龄 6—8 岁相近。患儿身材无特殊规律可循，一般家人诉说无明显诱因，但多有好动的习性，约 10% 的患儿有不典型的髋部扭挫史。因为本病多发于好跑跳的男孩，而且双侧坏死发生率仅 7%，所以局部性因素（不为家长所注意的髋部损伤）是其重要的发病因素之一。值得注意的是，本调查中仅发现 1 对兄弟患儿有家族史，而未见其他患儿有家族史，因此，Green 所提出的遗传性发病因素值得商榷。

滥用激素与嗜酒已被公认为导致股骨头缺血性坏死的两个主要因素，但导致坏死的量效关系各地报道不一，本调查亦暂未能觅得这一规律。在 80 例激素性坏死中使用激素的原因依次递减为系统性红斑狼疮、肾病、皮肤病、脑病、眼病与心肌炎等，其中，

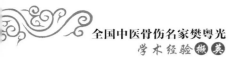

系统性红斑狼疮占 19%。使用激素最小量者为每天口服泼尼松 15 mg，持续 5 天共225 mg。其他大部分患者都有 2 个月以上的激素使用史，而且都先静脉注射地塞米松后再口服泼尼松，最大量者为使用激素 10 年，共用地塞米松 2 385 mg、泼尼松27 750 mg。在东北地区的来诊者中嗜酒者占 50% 以上，其余以渔民及农村地区人群为多。其中，饮酒量最小者为每次饮用 100 mL 乙醇浓度为 40% 的米酒，每天 1～2 次，持续 5 年；最大量者为每天饮用 3 500 mL 乙醇浓度为 40% 的米酒，持续共 30 年。这些患者多数有 10 年以上的嗜酒史，未发现短期（少于 3 年）的嗜酒患者，符合慢性积累性酒精中毒的理论。

骨关节炎性股骨头坏死可为原发性，亦可继发于外伤、小儿 Perthes 病之后及髋臼发育不良等症。骨关节炎与骨坏死的发病原因、病理变化进程不一样，但最终病理结果与临床表现是一样的。Ficat 亦认为股骨头坏死 IV 期 X 线表现为关节间隙的狭窄，其与典型的骨关节炎变化很难鉴别。我们用同样的方法来治疗这一类坏死病例，取得相同的疗效。把骨关节炎的晚期称为骨关节炎性股骨头坏死是否妥当，这需要与同道们商榷。骨关节炎性坏死 X 线片显示，股骨头变形较大，骨质增生明显，关节间隙不等、变窄，股骨头内与髋臼可见囊变与硬化现象。手术时可见股骨头软骨面磨损严重，形成"秃头"的特征。本类的坏死情况如下。

1. 原发性

本组患者一般年龄较高（50 岁以上），髋部疼痛、跛行史较长（数年甚至数十年），无明显诱因，股骨头骨质硬化，"秃头"明显。

2. 继发性

以髋臼发育缺陷导致臼头包容不良从而引发本病的为多，X 线片显示，髋臼指数大于正常值，臼头包容不良等。有的为髋臼内陷引起的骨关节炎性坏死，髋臼增生包容整个头颈，关节间隙明显变窄。此类治疗较为棘手，宜扩大髋臼。另有部分有可回忆的扭挫伤史，其后疼痛跛行渐重以致本病者，但由于就诊时间多在数年以后，故难以判断是以外伤性股骨头坏死开始渐并发骨关节炎，还是以创伤性关节炎为先并有股骨头的缺血坏死。

3. 小儿 Perthes 病后遗症

本组以 20—40 岁患者为多，多从小儿起有跛行至成年，患侧下肢缩短在 2.5 cm 以上，股骨头呈横径增宽高度不足的扁平现象，髋臼亦随股骨头的形态而改变，部分患者伴有同侧骨盆发育不良及脊柱侧弯或易诱发腰椎间盘突出的病变。

特发性坏死无因可查，年龄以 20—40 岁为多。起病稍急，进展快，病程较短，就诊时间一般在症状出现后 6～12 个月。股骨头增大不明显，但有塌陷现象。手术时可见软骨面皱褶、掀离、弹性减低，但无"秃头"的磨损现象。

内分泌紊乱所致的坏死以青年女性多见，如继发于妊娠毒血症、月经紊乱者占80%，糖尿病患者有 2 例。其他病因有高脂血症、脉管炎、交感神经反射性因素、痛风与减压病。

第三节　樊粤光肾虚血瘀论治膝骨关节炎经验介绍

【摘要】膝骨关节炎属于中医"膝痛""骨痹""痹证"等范畴。樊粤光认为，其病位在筋骨，以肾虚为本，瘀阻为标，瘀阻不通则痛，治宜标本兼治，故遣方用药当以补肾活血，补肾强骨以固其本，活血止痛以治其标。补肾活血方（包括熟地黄、补骨脂、丹参、川芎、枸杞子等）在抗炎、促血管化、促软骨细胞增殖修复等方面效果显著，在长期临床应用中获得满意疗效，值得学习与推广。

【关键词】膝骨关节炎；肾虚血瘀；补肾活血法；樊粤光；名医经验。

膝骨关节炎（knees osteoarthritis，KOA），属于中医"膝痛""骨痹""痹证"等范畴，为中老年人的常见病、多发病。其基本病理特征为关节软骨组织发生进行性退变、消失，关节边缘骨赘形成及软骨下骨质反应性改变，而且病变的过程涉及整个关节，最终导致关节疼痛和功能丧失。樊粤光认为，肾虚是膝骨关节炎发病的根本，瘀血闭阻是发病的关键，两者相互联系，互相影响；肾虚可致阳气不足，血气运行乏力，五脏六腑、筋骨因缺乏血液濡养而功能障碍，久而久之致使脉道阻塞形成血瘀，血瘀反而加重肾虚；膝骨关节炎属本虚标实之证，故应从肾虚血瘀论治，治疗宜标本兼治，补肾强骨以固其本，活血止痛以治其标。

樊粤光从事中医骨伤科学研究40多年，临床经验丰富，对骨关节疾病，特别是膝骨关节炎的诊疗具有较高的造诣，学术研究建树良多。樊粤光提倡从肾虚血瘀论治膝骨关节炎。

一、肾虚血瘀的病因病机

膝骨关节炎在祖国医学中没有相应的名称，根据其临床表现特点，膝骨关节炎乃为退行性疾患，属中医"痹证""骨痹""膝痛"的范畴。历代医家有"膝痛无有不因肝肾虚者，虚则风寒湿气袭之"论述。《黄帝内经·素问·长刺节论》指出："病在骨，骨重不可举，骨髓酸痛，寒气至，名曰骨痹。"《黄帝内经·素问》曰："七八，肝气衰，筋不能动。"《张氏医通》曰"膝为筋之府""膝痛无有不因肝肾虚者"。该病证病理变化复杂，不但涉及脏腑，而且涉及经络、气血。《景岳全书》曰"痹者，闭也，以气血为邪所闭，不得通行而病也""血和则经脉流行，营复阴阳，筋骨强劲，关节清利矣"。因此，膝骨关节炎不仅与肝肾不足、风寒湿邪相关，而且与气血关系密切。

樊粤光提出，本病病位在筋骨，但以肾虚为本，瘀阻为标，疼痛是患者就诊的主要原因之一，而功能障碍的改善是膝骨关节炎治疗的根本目的，几乎所有就诊的膝骨关节炎患者都有疼痛。根据中医学"不通则痛"观点，这应与气滞血瘀相关。无论何种原因引起的膝骨关节炎，最终都可能因气滞血瘀、经脉痹阻而出现膝关节疼痛及不同程度活动受限。因此，膝骨关节炎发病机理在于原发的肾虚和继发的血瘀，两者相互联系，虚可致瘀，瘀又加重虚，故膝骨关节炎应从肾虚血瘀论治。

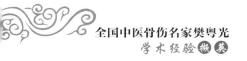

二、补肾活血法及辨证用药

樊粤光认为，膝骨关节炎多为肾虚血瘀之证，临床表现为膝关节疼痛、肿胀、活动不利，伴有腰膝酸软、头晕、耳鸣等，舌质暗淡或有瘀斑、瘀点，苔少或无，脉细涩。治疗宜标本兼治，补肾强骨以固其本，活血止痛以治其标。故治法宜采用补肾活血法，拟补肾活血方药为用。方用熟地黄、补骨脂、丹参、川芎、红花、独活、牛膝、杜仲、木瓜、木香、全蝎、枸杞子等。其中，熟地黄性微温、味甘，具滋阴养血、补精益髓之效；补骨脂性大温，是补肾壮阳之要药。两药配伍，一阴一阳，阴阳互根互用，为君药。臣以杜仲补肝肾之阳而强筋骨，枸杞子滋补肝肾之阴，丹参、川芎及红花活血养血，独活、木瓜通络舒筋，木香行气止痛，牛膝补肝肾、强筋骨且引血下行。方中以全蝎、红花活血化瘀，牛膝、杜仲补肝肾强筋骨，诸药合用，补中有行，共达补肾壮骨、活血止痛之效。

樊粤光认为，补肾是中药治疗肾虚性骨关节炎的基础，活血是治疗的进一步完善。膝骨关节炎的发病机理在于原发的肾虚和继发的血瘀，两者相互联系，虚可致瘀，瘀又加重虚，活血化瘀法在膝骨关节炎的中医临床治疗上具有重要地位，补肾与活血两者结合则可使肾气旺盛，经络通畅，防止病变的发生发展。

三、临床与实验研究

临床研究结果显示，补肾活血方药可使实验性骨关节病的发病率降低，发病时间推迟，症状严重程度降低，并能促进软骨细胞的代偿功能，改善关节软骨的退行性变，这是其"补肾"功能的具体表现。补肝肾方药不仅改善了躯体疼痛及功能活动的症状，还可以改善患者的情绪、精力、日常生活能力等，对膝骨关节炎轻中度病情或其早期有良好疗效。临床实验表明，补肾活血方不但具有上调转化生长因子 β1（transforming growth factor-β1，TGF-β1）表达，促进膝骨关节炎 OA 关节软骨细胞的增殖修复、阻止关节软骨破坏降解作用，还可降低膝骨关节炎患者血清中的基质金属蛋白酶 3、肿瘤坏死因子 α、白细胞介素 1 和透明质酸含量，提高超氧化物歧化酶活性，抑制免疫损害进程，从而达到治疗膝骨关节炎的目的。补肾活血方在膝骨关节炎患者中长期的治疗中可出现疗效上升的趋势。动物实验结果提示，补肾活血方可明显缓解小鼠膝关节肿胀症状，可以降低血清中 TNF-α、HA 含量。活血方药不仅能促进髓内血管生成，维持软骨细胞的正常形态，促进软骨细胞增殖，改善关节软骨的代谢，降低肾虚型骨关节炎大鼠关节滑膜中 PGE2 的含量，从而缓解关节痛，抑制炎症的发生和发展，还能纠正去势大鼠体内 E2 水平较低的状况，提高 E2 含量，改善机体的肾虚状态。

四、验案举隅

张女士，65 岁，因"双膝反复疼痛，行走受限 5 年，加重 1 周"于 2017 年 11 月 15 日求诊。既往无膝关节外伤史，5 年前开始出现膝关节疼痛，行走受限，以右侧为甚。早期采用服用保健品、外敷药物、针灸等手段可缓解，未做系统治疗。近年来右膝疼痛症状加剧，累及左膝，上下楼梯时尤甚，既往方法作用失效。近 1 周来双膝关节肿痛加重，行走受限，不能缓解，遂来门诊求治。查体结果为：体略胖，跛行。双膝无明显内翻畸形，关节局部略肿胀，皮温偏高，双侧关节周围压痛（＋），双膝髌骨研磨试验（＋），挺髌试验（＋），屈曲功能受限。辅助检查结果：双膝关节负重正侧位 X 线片显示，双膝关节退行性病变，骨质疏松，关节边缘骨赘形成，右膝内侧间隙变窄。纳眠一般，小便频，大便结。舌淡暗、苔薄，舌下见瘀，脉弦细。中医诊断为膝骨痹（肾虚血瘀证）。处方：熟地黄 20 g，杜仲、牛膝、补骨脂、丹参、川芎、独活、木瓜、木香、枸杞子各 10 g，红花、全蝎各 5 g。7 剂，每天 1 剂，水煎服至 250 mL，饭后温服。辅以双柏油膏外敷。嘱休息制动，保暖防寒。

　　1 周后患者复诊，诉痛减，行走便利，但有腰膝酸软、乏力。查体结果为：双膝略肿胀，皮温不高，压痛轻。舌淡、苔薄白，脉细涩。中医诊断为膝骨痹（肾虚血瘀证）。处方守原方，去独活、木瓜、木香、全蝎、红花，加巴戟天、续断、附子各 10 g，骨碎补 30 g、桂枝 5 g。15 剂，每天 1 剂，水煎服至 250 mL，饭后温服。2 周后复诊，症状基本缓解。予补肾活血方关节康继续服用 1 个月，未见症状复发。

　　患者初诊查体双膝肿痛，行走受限，舌淡暗、苔薄，舌下见瘀点或瘀点斑，脉弦细。结合病史和辅助检查，诊断为膝骨痹（肾虚血瘀证）。樊粤光认为，患者以关节疼痛、红肿、行走不利求治，标实之证较为突出，故处方药应着重活血通痹、行气止痛以治其标，故取独活、木瓜、全蝎、红花等药物以用；同时补肾强骨以固其本，标本兼治而取效。复诊时患者标实之证缓解，然有腰膝酸软、乏力、舌淡、苔薄白、脉细涩。此为肾阳虚之证为主，兼以血瘀之证，故减去部分行气通痹之品，加用巴戟天、附子等温阳补肾药物以固本壮骨。

　　樊粤光从医 40 多年，把中医的整体观思想融入骨关节疾病的临床治疗中。通过四诊合参，抓住肾虚与血瘀的病机变化，以补肾活血法标本兼治，辨证用药，在膝骨关节炎的治疗上取得良好的疗效。

第四节　补肝肾方血清对体外培养大鼠软骨细胞的影响

　　【摘要】目的：观察补肝肾方血清对体外培养的 SD 大鼠软骨细胞增殖和总蛋白合成的影响。方法：分别采用 5%、10%、20% 的补肝肾方血清和相应浓度的空白血清培养 SD 大鼠软骨细胞，用 MTT 法检测软骨细胞的增殖，用考马斯亮蓝测定法检测细胞总蛋白含量。结果：补肝肾组与对照组比较，不同血清浓度下补肝肾组的软骨细胞 OD 值及总蛋白含量均高于对照组（$P<0.01$ 或 $P<0.05$）。结论：3 种不同血清浓度下的补肝肾方均有明显的促进体外软骨细胞增殖及蛋白合成的作用，且 5% 和 10% 含药血清作用较明显。

　　【关键词】补肝肾方；血清药理学；软骨细胞；总蛋白。

　　骨关节炎（osteoarthritis）是中老年人常见的多发的关节疾病。随着我国人口老年化，其发病患者数逐年增加。如何防治骨关节炎已成为当今研究的一个热点问题。目前

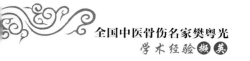

防治该病的药物研究以非甾体类药物为主，并逐渐向软骨保护剂转化，软骨保护剂主要有施沛特（玻璃酸钠），其价格昂贵，而且远期疗效有待进一步观察。中医学认为，肝肾不足是该病发生的根本，补肝肾方（有熟地黄、当归、牛膝、骨碎补、杜仲等）具有补益肝肾、补血活血、舒筋通络的功用，在临床上治疗骨关节炎有较好的疗效。为探讨补肝肾方治疗骨关节炎的作用机制，我们采用血清药理学的方法，观察补肝肾方对体外大鼠软骨细胞的增殖及总蛋白合成的影响，以探讨补肝肾方治疗骨关节炎的作用机理。

一、材料与方法

1. 试剂与动物

DMEM 培养液（GIBCO 公司）；MTT（AMRESCO 分装）；考马斯亮蓝（南京建成生物工程研究所有限公司）；Ⅱ型胶原酶（上海源聚生物科技有限公司）；SD 大鼠，体质量（200±20）g，购于广州中医药大学动物实验中心。

2. 补肝肾方血清的制备

取 12 只 SD 大鼠，雌雄各半，随机分为两组。给予空白组生理盐水 2.5 mL，含药血清组给予中药液 2.5 mL（每毫升含 1.47 g 生药）。每天 2 次，连续灌胃 3 天。第 3 天第 1 次灌胃后，隔 3 h 再灌胃 1 次。1 h 后在水合氯醛的麻醉下，于腹主动脉采血。静置血液标本 2 h 后进行离心处理，1 200 r/min，离心 30 min。收集血清，56 ℃条件下进行水浴灭活，用 0.22 μm 过滤膜过滤除菌，在 -22 ℃冰箱内保存。使用时分别配成 5%、10%、20% 浓度的含药血清和相应浓度的空白血清。

3. 软骨细胞的分离与培养

参考相关文献，取 1 月龄（100±10）g 的 SD 大鼠 3 只。将 SD 大鼠断头，按无菌操作要求取大鼠后膝关节软骨，用 D-hanks 溶液漂洗 2 次，再将软骨组织用小剪刀剪碎成 1 mm³ 大小的块状物，放入 25 cm² 培养瓶内，加入 0.2% Ⅱ型胶原酶，在 37 ℃的细胞培养箱内消化 2.5 h。吸掉上清液，加入 0.25% 胰蛋白酶，在培养箱内继续消化 0.5 h。用 150 目网筛过滤，取上清液，离心，1 200 r/min，持续 10 min。弃上清液（含有的血细胞）等。然后加入 D-hanks 溶液，离心，1 200 r/min，持续 8 min。倾出上清液，加入 20% 胎牛血清培养液，置于 37 ℃、5% CO_2 培养箱内培养。逐日观察，待原代细胞长满时进行传代。

4. 补肝肾方血清对软骨细胞增殖的影响

采用第 3 代软骨细胞，将细胞浓度调整为 0.5×10^5/mL，向 96 孔培养板中的 54 孔内加入 100 μL 细胞液。在 37 ℃、5% CO_2 培养箱内培养 1 天后，待细胞所占面积达孔的 80%，倾出上清液，按顺序以每 6 孔为 1 组，分别加入 5%、10%、20% 不同浓度的含药血清和相应浓度的空白血清，每孔 200 μL。培养 48 h 后，在每孔加入 20 μL 浓度为 5 mg/mL 的 MTT 溶液，放置培养箱内培养 4 h。吸掉上清液，在每孔加入 100 μL 二甲基亚砜（dimethylsulfoxide，DMSO），置振荡器混匀 10 min，在酶联免疫检测仪上的调零孔调零，在 595 nm 波长处测定各孔吸光度 OD 值。

5. 补肝肾方血清对软骨细胞总蛋白的影响

采用第 3 代软骨细胞，将细胞浓度调整为 0.5×10^5/mL 后加入 2 块 24 孔培养板中的 45 孔内，每孔 1 mL，培养 24 h。吸掉上清液，加入不同浓度的含药血清和相应浓度的空白血清，培养 72 h。吸掉上清液，加入 0.25% 1 mL 胰蛋白酶，消化，分别装入 1.8 mL 试管内。1 200 r/min，离心 10 min。去上清液，加入 0.1% 细胞裂解液（为 SDS）0.5 mL，置于 100 ℃条件下，30 min。取 200 μL 和 1.5 mL 考马斯亮蓝溶液，混合。在可见显微荧光光度仪 570 nm 波长处测吸光度（A）。以小牛血清白蛋白作为标准品，根据标准曲线计算出样品中的蛋白含量（单位为 μg/mL）。

6. 统计学方法

用方差分析，用 SPSS 11.5 统计软件进行统计。

二、结果

1. 补肝肾方血清对软骨细胞 OD 值的影响

在 5%、10% 的血清浓度时，补肝肾组与对照组相比，$P < 0.01$，有非常显著性差异；20% 血清浓度时，两组相比较，$P < 0.05$，有显著性差异。5%、10% 含药血清有明显促进体外大鼠软骨细胞增殖的作用，20% 含药血清亦有促细胞增殖作用（表 6-4）。

表 6-4 补肝肾方血清对软骨细胞 OD 值的影响（$\bar{x} \pm s$, $n=6$）

	5% 血清	10% 血清	20% 血清
对照组	0.320 ± 0.030	0.452 ± 0.038	0.561 ± 0.031
补肝肾组	0.461 ± 0.035 [**]	0.609 ± 0.033 [**]	0.611 ± 0.041 [*]

与相应浓度血清的对照组比较，[**] $P < 0.01$，[*] $P < 0.05$。

2. 补肝肾方血清对软骨细胞总蛋白的影响

在 5%、10% 的血清浓度时，补肝肾组与对照组，$P < 0.01$，有非常显著性差异；20% 血清浓度时，两组相比较，$P < 0.05$，有显著性差异。这说明 5%、10% 含药血清对体外大鼠软骨细胞的总蛋白的合成明显高于对照组，20% 含药血清亦有促蛋白合成作用（表 6-5）。

表 6-5 补肝肾方血清对软骨细胞总蛋白的影响（$\bar{x} \pm s$, $n=6$）　　单位：μg/mL

组别	总蛋白		
	5% 血清	10% 血清	20% 血清
对照组	13.87 ± 2.33	21.78 ± 2.54	30.60 ± 2.71
补肝肾组	26.89 ± 1.78 [**]	31.79 ± 2.03 [**]	34.94 ± 4.65 [*]

与相应浓度血清的对照组比较，$P^{**} < 0.01$，$P^{*} < 0.05$。

三、讨论

现代医学认为，关节软骨的破坏是骨关节炎发病的主要机制，而软骨细胞是关节软骨内唯一的细胞，关节软骨损伤后主要由软骨细胞的增殖和分化来修复。祖国医学认

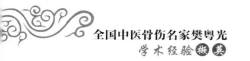

为，骨关节炎的发病根本在于肝肾不足，肝主筋，肾主骨，因此辨证治疗方面重在补益肝肾。一些研究者将中药注射剂或提取物直接加入软骨细胞培养体系中，观察中药对软骨细胞代谢的影响。冯伟等通过含药血清观察中药或中药复方对软骨细胞的影响，方法为：先给予中药制剂（口服），然后取待测组的血清进行细胞培养，使其药物的作用更加接近体内的药物代谢环境。这可减少各种干扰，同时避免体外实验因与药物体内代谢过程差异而得出错误的结论。

本研究表明，补肝肾组和对照组随着血清浓度提高，其 OD 值和总蛋白含量增高。这说明了血清浓度越高，促进体外软骨细胞的增殖和总蛋白合成的作用越大，也提示了血清本身可能存在着某些促软骨细胞生长因子，促进细胞增殖和蛋白质的合成。

5% 和 10% 含药血清对软骨细胞的增殖能力和蛋白合成能力明显高于空白血清。20% 含药血清与空白血清比较，结果亦有差异。而 5% 、10% 血清浓度时其促进作用更显著。这可能与血清中含有细胞因子等物质的浓度较高，掩盖药物的部分作用所致。细胞总蛋白是细胞生长情况、酶的种类及含量、受体及细胞外代谢产物特异性的度量指标，蛋白合成的增加与细胞生长、增殖等有密切关系。实验结果提示，补肝肾方可以明显促进体外软骨细胞的增殖及蛋白合成，促进细胞生长，从而起到软骨保护剂样的作用。这可能是补肝肾方治疗 OA 的作用机理之一。

第五节　股骨头缺血性坏死与袁浩的学术思想

袁浩，男，70 岁，教授，主任医师。任职于广州中医药大学骨伤科教研室。曾任广州中医药大学第一附属医院中西结合髋关节疾病治疗中心主任，并担任中华医学会骨科学分会骨坏死学组副组长、中国中西医结合骨伤科学会股骨头坏死学组副组长、中国中西医结合学会广东分会股骨头坏死防治康复学会主任委员、中华医学会广东省分会显微外科学会常务委员、中国中西医结合学会广东省分会副主任委员、广东省劳动模范协会常务理事长等。1995 年，被选为"全国先进工作者"。1994 年，被选为"广东省白求恩式先进医务工作者"。业务专长为中西结合治疗各类股骨头缺血性坏死、腰腿痛等的诊治及显微外科技术应用。

袁浩于 20 世纪 50 年代中期毕业于浙江医学院，40 多年来一直工作在临床医疗第一线。从最初仅对小儿股骨头坏死有粗浅的了解，到如今对各类股骨头坏死均有自己独特的见解及新的理论观点，尤其在治疗方法上不断地进行尝试、总结、改进、提高；从早期用单束血管植入发展到用中西结合的方法治疗各类股骨头坏死 2 000 余例，疗效赢得同行的认可，并在国内取得领先的地位……其丰富的临床经验及学术思想值得借鉴。

一、股骨头坏死的发病机理关键在"缺血"

股骨头坏死的病因已较为明确，一般分为创伤性与非创伤性两大类。这是一种多病因的疾病，其发病机理尚未明确。特别是非创伤性坏死病因，其涉及滥用激素、嗜酒、血液病、减压病、胰腺病等。对其发病机理更是众说纷纭，学说颇多，对始发于缺血一说尚存质疑。例如，Hungerford 及 Lennox 提出假说，认为股骨头是一密闭的间隔区，骨质无法膨胀，任何可能的原因均会使骨内压升高，压迫骨内血管而引起缺血及骨坏死；Solomen 提出负重应力学说；Kengora 提出细胞累积应力的观点；有人还认为骨髓内脂肪坏死可能是病变的原因。这些不同观点较为集中于骨内压升高学说与负重应力学说上。而袁浩认为，上述学说均有其理论依据及实验基础，并且的确存在于股骨头坏死病理改变过程中。但缺血应是各类骨坏死的始发因素，并存在于骨坏死的各个阶段时期。这其中包含了供血不足（如股骨颈骨折后）的真正缺血型及回流不畅的郁血型。只有在血循环不良的基础上才会引发骨内压升高，而负重应力仅是加重股骨头坏死发展的一种协同因素。对于缺血这一观点，袁浩的观点与国内外许多学者（如 Ficat、周光湘等）的学说相吻合。袁浩对这一观点并不满足于假设式或仅建立在单纯的感性认识上，他一直不断地从动物实验、手术中观察、临床治疗随访追踪等多方面来证实自己的观点，使之成为有坚实实践基础所支持的理性认识。也正是这一理论促使他将毕生的精力投入血管束植入治疗股骨头坏死研究及不懈地寻觅有效促使血管生长的中草药上。髓心减压法或单纯截骨改变负重力线等治疗方法只是一些改善症状、体征的姑息疗法，并没有从根本上改变缺血的状态，因此，不可能获得持久的好疗效。而血管束植入或带血液循环的骨瓣植入法可能是逆转股骨头缺血更直接、有效的方法，才有可能使缺血的股骨头从根本上获得治疗。这一疗法除了被临床良好的随访结果所验证，还被动物实验、血管束植入后人体股骨头标本切片检查结果所证实；并从单束植入到多束植入，从单纯植入到肌骨瓣、截骨术、加盖、头臼成形、俄罗斯支架、人工骨、中医药等相结合的方式来扩大治疗适应证的范围。

二、病变发展过程中的两对矛盾

经过 2 000 余例股骨头坏死病史的复习，发现本病遵循着发病—进展—高峰—稳定—修复的发展规律。若不经治疗，最终多形成关节畸形的结局。粗略地说，该过程有 2～5 年的时间跨度，但经历各阶段的时间又视每一个患者的具体情况长短不一。它受诸如病因、体质、运动量、是否接受治疗等多种因素的影响。例如，激素性坏死发展迅速，从症状出现到高峰期为 6～9 个月，很快病变由 I 期过渡到 III 期而出现大块骨质溶解吸收、关节面塌陷的现象。而酒精性、创伤性坏死则相对进展较缓；若患者患病后未予注意，不曾就医，继续操劳奔波，则较减少活动或扶拐保护者病变进展快，可能在短时期内坏死进入高峰，失去早期可用较为简单的方法即可治愈的宝贵时间。这种个体差异，除由于不同原因所致骨坏死，其病变机理中微观有所不同外，还有 2 对互相矛盾的机制贯穿病变全过程，必须予以充分认识。

1. 供血不足与血液循环重建

组织缺血是一个可逆过程，在发生缺血坏死的同时，交错地进行着修复、血液循环重建。如同循环系出现阻塞，可发生侧支循环，在慢性缺血中侧支的形成更为明显。骨血流一旦被阻断，骨细胞在缺血 6 h 后即出现骨细胞的组织分解，逐渐出现骨小梁坏死。新生的毛细血管自活骨区向死骨区伸展，开始血液循环重建，为死骨清除、新骨再生提供物质基础。在这对矛盾中，孰主孰次，决定了坏死的范围、程度和疾病康复的时

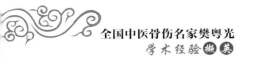

间。因此，在治疗工作中要注意病因治疗。例如，戒酒、减少或停用激素、治疗原发病、尽早复位外伤性脱位、尽早采用牵引逐步复位骨折或用柔和手法复位以减少血管损伤，这些均属于尽可能降低供血不足这一不利因素的措施。中药在这方面显示良好的前景。如袁氏生脉成骨片、川芎嗪片和其他复方中药制剂。血管束植入，尤其是多束血管植入和带血液循环骨瓣植入都是提供血液循环重建的理想方法。

2. 压应力与骨组织的支撑强度

自身体质量与关节周围肌肉收缩都可产生对股骨头的压应力，这是造成关节面塌陷的外在因素。骨组织缺血坏死时，修复过程亦随之开始。死骨被吸收移除，新生骨代替，也就是所谓"爬行代替"过程。在代替过程中，若新生骨小梁尚未成熟，机械支撑强度不足，或者新骨与死骨交界区域承受压应力过大，则容易发生骨小梁断裂而出现临床上常见的新月征和关节面塌陷。在病变的早期和中期，如何减少压应力、使坏死的骨质在适合的环境中修复，是治疗工作中关键的一环。扶拐患肢不负重或部分负重，进行床上踝套或腿套牵引，是简单、有效减低压应力的方法，对缓解症状、防止关节面塌陷有重要意义。若条件合适，还可选用"俄罗斯支架"植入的方法，减免患者卧床和扶拐的不便。带血液循环骨瓣的植入，用于加强股骨头机械支撑强度、对抗压应力，是一种较为有效的术式。它既可防止关节面塌陷，又可使已塌陷的关节面抬高复原，防止二次塌陷的发生。

三、中医理论对本病的认识

中医学并无本病的记载，亦无较为类似的症状、体征归纳记录。从形态观念上和病变机理上理解，似属于《黄帝内经》"骨蚀""骨痿"范畴；而从症状、体征上认识又与"痹证"相接近。其病因包括有跌扑损伤、六淫邪毒、七情过度和先天不足。病机主要有肾元亏损、气滞血瘀与湿热浸淫。从脏腑辨证上当责于肾。本病的辨证论治大致可分为以下几种证型。

1. 肾阴亏损，先天不足

此型多相当于小儿股骨头坏死病。因先天不足，肾阴亏损，不足以满养，肾之主骨生髓功能失司而发病。治疗上宜填精补髓、强壮筋骨，佐以活血化瘀。

2. 气滞血瘀

此型多相当于创伤性股骨头坏死，常见于青壮年。外伤致脉络阻，骨之脉络不畅，组织失却濡养而致坏死。治宜活血化瘀。

3. 肾阳亏虚，脉络瘀阻

此型常见于老年患者或嗜酒者。肾阳亏虚，主骨之功能减弱，每易发为骨质疏松或致骨坏死。宿痰酒浊之物填塞于脉络亦可致病。治宜温补肾阳、活血化瘀。

4. 湿热浸淫

此型常见于激素所引起的骨坏死。湿热内蕴与宿痰相搏，结于脉络而发本病。治宜清利湿热。

四、股骨头坏死治疗方案的选择

袁浩治疗股骨头缺血性坏死既不同于西医以人工股骨头置换为主，又不同于那些标以中药包治各类股骨头坏死的所谓"纯中医"。他根据患者年龄、体质、病因、病变阶段及临床 X 线分型来选择治疗方案。在临床运用过程中，发现 Ficat Ⅳ 期分型法虽然简单、明确、易被掌握，但在指导临床治疗方案选择上却有一定纰漏，特别是 Ⅲ 期以后的坏死，似乎只能进行人工关节置换，别无良策。据此，袁浩在 Ficat 分型基础上将 Ⅳ 期分作为 Ⅳ 期、Ⅴ 期、Ⅵ 期。同时，根据坏死性质分为瘀血、缺血、混合、增生硬化型四类，以指导临床治疗实践和预后估计。例如，Ⅰ 期和 Ⅱ 期患者可单用中药（中成药，外敷或配合静脉滴注）治疗；Ⅲ 期、Ⅳ 期可用血管束和肌骨瓣植入；Ⅴ 期用股骨头成形和血管束植入；而 Ⅵ 期应在 Ⅴ 期疗法基础上加用髋臼成形，以降低髋臼指数，改善臼头包容不良及关节半脱位。郁血型坏死治疗较为容易，通常单纯中药即可奏效；而缺血型则甚为棘手，往往非手术不能解决。对于小儿股骨头坏死，"危险征"出现前常选用石膏、支架和中药治疗；而晚期患儿则应在血管植入基础上结合骨骺板周围修削整理，阻止股骨头骺周径过增，也可加用骨盆截骨来改善臼头包容。对于中青年晚期患者，肢体短缩过多，又可行骨盆截骨延长术。手术后的康复治疗极具中医特色，以外敷、熏洗、理疗、按摩、气功、体育疗法等尽可能恢复关节功能。正因为上述有针对性的选择治疗，才能在 2 000 余例患者诊治中，获得有效率为 96%、优良率为 84% 的佳绩。值得一提的是，袁氏生脉成骨片（我院制剂）是袁浩将海南民间验方移用于治疗本病的药物。动物实验结果提示，该药可明显地改善骨髓微循环，促进血窦修复的作用；骨组织形成较对照组有明显增多；有对抗放射性骨坏死的作用；无毒副反应。在长期临床使用中，其疗效对缓解患者症状体征更为突出。该药已被国家中医药管理局确定为重点科研项目，并组织多系统专家协作研究开发。

五、总结

中晚期骨坏死并非不可逆，这是一个具有挑战性的结论。自 20 世纪 70 年代 Ficat 将本病分为四期，认为 Ⅲ 期以后病变则进入不可逆阶段，国内外学者都认为本病进入 Ⅲ 期后，无论采取什么措施都无法改变坏死状况，因此，只有人工关节置换才是适宜的治疗方法。然而袁浩经过 10 余年治疗病例的随访追踪，发现 Ⅲ 期以后的坏死并非不可逆。能否逆转，取决于能否处理好第一对矛盾，即供血不足与血液循环重建的矛盾。通过上述各种治疗方法，尤其是加用中药治疗，坏死骨质可被新生骨逐步"爬行代替"；端陷关节面通过骨瓣植入而恢复为大致球面状；衰变区、增生硬化带通过血管道钻挖、攀爬、新骨植入后逐步消失；增生的骨赘可通过关节清理术而恢复较为正常的臼头包容；已变窄的关节间隙略有增宽。这些都是有力的挑战依据。通过中西结合的方法治疗股骨头坏死具有良好的治疗前景，并可能随之出现新的理论体系。

第六节　骨碎补提取液对体外分离破骨细胞性骨吸收的作用

【摘要】目的：研究骨碎补对体外分离破骨细胞性骨吸收的作用。方法：体外分离出破骨细胞，与牛骨磨片共同培养，通过 Leica 图像分析仪观察破骨细胞形成骨吸收陷

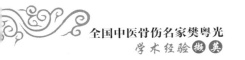

窝的数目与面积，反映破骨细胞性骨吸收情况。应用 SPSS 7.5 软件包分析。结果：与空白血清组相比，20% 骨碎补提取液使骨磨片上形成的吸收陷窝数和面积从（28.05 ± 2.75）个/片和（1 239.4 ± 523.21）μm^2 减少到（13.20 ± 1.26）个/片和（683.17 ± 341.38）m^2，空白血清组与 20% 骨碎补血清组比较，差异有显著性意义（$P < 0.01$）；而 10% 低浓度骨碎补提取液对破骨细胞在骨磨片上形成的吸收陷窝数和面积从（28.05 ± 2.75）个/片和（1 239.45 ± 523.21）m^2 减少到（24.15 ± 1.12）个/片和（823.52 ± 527.18）m^2，两者比较，无统计学意义（$P > 0.05$）。结论：骨碎补提取液对破骨细胞性骨吸收有抑制作用，但与浓度有关。

【关键词】骨碎补；破骨细胞；体外培养；骨吸收。

骨碎补是一味骨伤科常用的中药，具有补肾强骨、续伤止痛等功效。研究结果提示，骨碎补的提取部位对 UMR106 成骨样细胞的增殖有促进作用，但是骨碎补对破骨细胞性骨吸收的作用尚不明确。本文通过给予大鼠骨碎补的提取液（灌胃给药），探讨骨碎补对体外培养的破骨细胞性骨吸收的作用，为中药在骨伤科的应用提供理论依据。

一、材料

主要试剂有 MEM（Gibco 产品）；胎牛血清（Sigma 产品）；甲苯胺蓝（Sigma 公司）；HEPES（Sigma 产品）；青霉素、链霉素（上海四药股份有限公司产品）；骨碎补（广州中医药大学第一附属医院药剂提供）；1 月龄左右的清洁级 SD 大鼠（培养细胞用）；制备药物血清用成年普通级 SD 大鼠 20 只，体质量为（200 ± 10）g，雌雄各半（广州中医药大学实验动物中心提供）。

二、方法

1. 薄骨片制作处理

取新鲜的牛胫骨，放入低温冰箱储存。用钢齿锯将牛胫骨切成薄片，再磨成 10 μm 厚的骨磨片。在蒸馏水中超声清洗 3 次，每次 10 min。将待测品置于双抗液中（青霉素 100 μ/mL，链霉素 100 μ/mL）在 −30 ℃ 条件下冻存待用。使用时先将其解冻，置于 7% 乙醇溶液中，浸泡 30 min。将其置于超净台中用紫外线灯 1 h。取出后，加入含 MEM 的 24 孔培养板中，每孔放置 5 块 4 mm × 4 mm 骨片，于 37 ℃ 条件下孵育 1 h，备用。

2. 药物血清的制备

选用普通级 SD 大鼠 20 只，雌雄各半，随机分为 A、B 两组，自由进行饲养。分别用中药骨碎补提取液和蒸馏水进行灌胃给药，每次 2 mL/200 g、每天给药 2 次，连续给药 3 天，末次给药 1 h 后采血。给予每只大鼠采血 4～6 mL，分别将血液装入 20 支无菌离心管。离心后，用长头吸管吸取上清液。将同组血清混合、装入无菌瓶内，放入 36 ℃ 的水浴箱，灭活 30 min，放入 −20 ℃ 的冰箱内，保存备用。

3. 破骨细胞的分离与培养

对 Fenton 等的方法加以改良，选用出生 1 月龄 SD 雄性大鼠 2 只，行颈椎脱臼处死。

将其放入75%的乙醇溶液中，浸泡15 min。无菌条件下分离四肢长骨骨干，剔除骨干周围的软组织，剪断骨干两端骨骺。在装有纯MEM培养液的培养皿中清洗骨干，将骨干转移到另外一个盛有纯MEM培养液的培养皿中。用注射器抽取纯MEM的培养液反复冲洗骨髓腔，冲洗不少于3次。将得到的有细胞的悬液用200目的筛网过滤2遍后，放入无菌离心管内离心（1 000 r/min，10 min）。弃上清液后，用含有纯MEM的培养液稀释离心后沉淀的细胞，并在显微镜下计数。调至细胞数为1×10^6/mL后，继续孵育。

4. 骨吸收陷窝的测定

将细胞悬液放入盛有牛骨片的24孔培养板中，每孔含5片骨片。在倒置显微镜下观察大量的细胞后，放入37 ℃、体积分数为5% CO_2的培养箱中。24 h后更换培养液，洗去未贴壁的细胞。更换培养液的办法为：在第1组加入含20%中药骨碎补药物血清的培养液，在第2组加入含10%中药骨碎补药物血清的培养液，在第3组加入含空白血清的培养液。每24 h换液1 mL。6天后，取出骨片，以体积分数为2%的戊二醛溶液固定30 min，以浓度为0.1%甲苯胺蓝硼酸盐溶液染色2 min。然后分别将其置入0.25 mol/L的氨水中，超声振荡2 min以上。用上述染液复染5 min，用丙酮脱水。借助Leica Quantimet 500图像分析仪检测骨吸收陷窝面积，记录骨吸收陷窝数目。

5. 统计学处理

利用SPSS 7.5对全部数据进行one-way ANOVA分析，结果以$\bar{x} \pm s$表示。

三、结果

（1）分离破骨细胞所形成的骨吸收陷窝的形态学出现动态变化。每天利用Leica倒置显微镜对分离的破骨细胞与牛骨共同培养进行观察，连续观察6天。24 h后，骨片上出现少量吸收陷窝，多为单个圆形或椭圆形，少数为不规则形。随着时间的增加，对照组骨片上吸收陷窝每天有不同程度的增加，而骨碎补组的骨吸收陷窝不增加或少量增加。

（2）各组骨片上的吸收陷窝数破骨细胞及其吸收骨质后所形成的骨吸收陷窝经甲苯胺蓝染色后呈深蓝色，在光学显微镜400倍镜下对整个骨片上的吸收陷窝进行拍照和计数，后用图像分析仪对骨片上的吸收陷窝面积进行计算。破骨细胞具有数个细胞核，伪足与骨片紧密结合在一起。洗脱破骨细胞后，骨吸收陷窝被深染，形状欠规则。骨片上骨吸收陷窝的数目和面积随着骨碎补浓度的增高而显著下降，20%骨碎补血清组与空白血清对照组相比，差异有显著性意义（$P < 0.01$），而10%骨碎补血清组与空白组相比，差异无统计学意义（$P > 0.05$）。

破骨细胞是一个高度分化的多核巨细胞，直接参与骨吸收，是骨组织吸收的主要功能细胞。骨吸收时首先是破骨细胞分泌酸性物质，致使骨组织脱矿，继而通过分泌的多种酶将残留的有机物分解。破骨细胞可以通过细胞膜向细胞外分泌酸性物质，其质子泵相当于酸泵，不断地分泌酸性物质。破骨细胞通过分泌酸性物质可直接溶解骨矿中的羟磷灰石，导致骨组织脱钙。脱钙后的残余的骨基质又被破骨细胞分泌的各种水解酶消化、降解、破坏。

骨代谢由骨吸收及骨形成共同组成。对于骨质疏松等异常骨吸收疾病的患者，一般

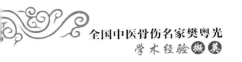
是骨吸收大于骨形成，即破骨细胞增殖分化速率大于成骨细胞增殖分化速率。如果同时具有抑制破骨细胞增殖和刺激成骨细胞增殖药物，则有利于治疗异常骨吸收疾病。

骨碎补是一味骨伤科常用的中药，具有补肾强骨、续伤止痛等功效。Arnett 等发现，骨吸收陷窝可被甲苯胺蓝深染，骨吸收陷窝的面积与其体积存在正相关联系，可间接地反映破骨细胞对骨质的吸收程度。本实验观察骨碎补提取液对破骨细胞性骨吸收的功能。结果显示，较高浓度的骨碎补提取液对抑制破骨细胞性骨吸收有显著作用（$P < 0.01$），使破骨细胞在骨片上形成的吸收陷窝数和面积小于空白对照组的；而低浓度的则可部分抑制破骨细胞功能，但它使破骨细胞在骨片上形成的吸收陷窝数和面积与空白对照组比较，差异无统计学意义（$P > 0.05$）。对骨碎补作用于破骨细胞的机理尚未明确，但结果显示，骨碎补对破骨细胞性骨吸收起抑制作用，而且与浓度相关。本实验是从骨髓细胞中诱导、培养破骨细胞，同时也培养成骨细胞。研究结果显示，骨碎补可促进骨细胞的增殖，增强成骨细胞的功能与活性，促进新骨的形成；同时，可能抑制破骨细胞的活性，减少骨的吸收。

第七节　关节康治疗膝骨关节炎 22 例临床观察

【摘要】　目的：观察关节康治疗膝骨关节炎的临床疗效。方法：选择肝肾亏虚、血脉不利证膝骨关节炎患者 46 例，随机分为 2 组。对照组 24 例给予塞来昔布治疗；治疗组 22 例在对照组治疗基础上加用关节康治疗。疗程 36 周。结果：与治疗前比较，两组疼痛计分、功能计分在治疗 4 周、12 周、36 周的差异均有统计学意义（$P < 0.05$）。治疗 36 周时，两组的差异有统计学意义（$P < 0.05$）。治疗 4 周、12 周时，两组总计分与治疗前比较，差异有统计学意义（$P < 0.05$）；治疗 12 周、36 周时，两组的治疗差异有统计学意义（$P < 0.05$）。结论：塞来昔布在短期内可以改善患者的关节功能，缓解疼痛；关节康对骨关节炎患者短期内疗效并不突出，但随着随访时间的延长，患者可出现疗效上升的趋势；通过补肾活血中药配合塞来昔布取长补短，在临床中可取得满意疗效。

【关键词】　膝骨关节炎；中西医结合疗法；关节康。

膝骨关节炎是骨科临床的多发病和常见病，是导致老年人残疾的主要原因之一。美国成人中膝骨关节炎患者高达 2 500 万人。研究者采用关节康配合西药塞来昔布治疗膝骨关节炎，取得良好效果，结果报道如下。

一、临床资料

1. 一般资料

观察病例为广州市越秀区正骨医院 2005 年 10 月至 2007 年 10 月骨科住院患者，共 46 例，其中，男性患者 18 例，女性患者 28 例；年龄段为 58—76 岁，平均年龄为 63.5 岁；病程 10 个月至 12 年。随机将病例分成 2 组，其中，治疗组 22 例，对照组

24 例。两组病程、年龄及治疗前病情经统计学处理，差异均无统计学意义（$P > 0.05$），具有可比性。

2. 西医诊断

膝骨关节炎的诊断标准参照美国风湿病协会（1995）诊断标准：①近 1 个月大多数时间有膝关节疼痛；②有摩擦音；③晨僵时间不超过 30 min；④年龄不小于 38 岁；⑤有骨性膨大。满足①＋②＋③＋④条，或①＋②＋⑤，或①＋④＋⑤条者可被诊断为膝骨关节炎。

3. 中医辨证

膝骨关节炎的中医辨证要点：肝肾亏虚，血脉不利证；面色无华，精神萎靡，神疲气短，腰膝酸软，手足不温，小便清长，耳鸣耳聋，目眩，舌淡红、苔薄白，脉细。

4. 纳入标准

纳入标准为符合上述诊断标准的患者，并符合以下标准的患者：①无明显心、肝、肾、肺功能不全者；②能坚持治疗者；③辨证属于肝肾亏虚、血脉不利证者。

5. 排除标准

排除标准：①排除屈膝畸形、韧带损伤引起的膝关节不稳、OA 和髌骨或胫骨病变；②心、肝、肾、肺功能不全者；③不能坚持治疗者；④辨证属肝肾不足以外者；⑤类风湿因子（rheumatoid factor，RF）、血尿酸阳性者；⑥膝关节有明显外伤史者；⑦资料观察不全者。

二、治疗方法

1. 对照组

给予对照组塞来昔布胶囊，每次 200 mg，每天 1 次，口服。

2. 治疗组

在对照组治疗基础上，加服关节康胶囊（处方：骨碎补、杜仲各 15 g，当归、牛膝各 12 g，熟地黄、独活、川芎各 10 g，红花 6 g，每粒含生药 500 mg，为广州中医药大学第一附属医院制剂）。两组疗程均为 36 周。

三、统计学方法

采用自身配对检验及方差分析，运用 SPSS 11.0 版统计软件包对数据资料进行统计学处理。

四、疗效标准与治疗结果

1. 疗效标准

参照膝骨关节炎的临床试验方案，依照病情分级标准（WOMAC 指数），对相关症状、体征进行综合计分来评价疗效。

2. 两组不同时段疼痛计分结果比较

治疗 4 周、12 周和 36 周时，两组疼痛计分与治疗前的比较，差异均有统计学意义（$P < 0.05$）。治疗 36 周时，对两组的疼痛计分进行比较，差异有统计学意义（$P <$

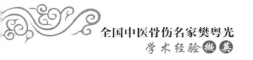

0.05）（表 6 - 6）。

表 6 - 6　两组不同时段疼痛计分结果比较（$\bar{x} \pm s$）

组别	治疗前	治疗 4 周	治疗 12 周	治疗 36 周
对照组	10.06 ± 1.331	6.14 ± 2.072*	8.43 ± 1.851*	9.28 ± 1.127*
治疗组	10.18 ± 1.023	6.35 ± 1.790*	7.74 ± 1.334*	6.18 ± 2.061**

与治疗前比较，$P^* < 0.05$；与对照组比较，$P^{**} < 0.05$。

3. 两组不同时段功能计分结果比较

两组治疗 4 周、12 周和 36 周时的功能计分与治疗前的比较，差异均有统计学意义（$P < 0.05$）。治疗 36 周时两组的功能计分进行比较，差异有显著性意义（$P < 0.05$）（表 6 - 7）。

表 6 - 7　两组不同时段功能计分结果比较（$\bar{x} \pm s$）

组别	治疗前	治疗 4 周	治疗 12 周	治疗 36 周
对照组	6.54 ± 1.403	4.24 ± 1.153*	5.37 ± 0.567*	4.97 ± 0.705*
治疗组	6.23 ± 1.245	4.06 ± 0.976*	5.10 ± 0.433*	3.76 ± 0.586**

与治疗前比较，$P^* < 0.05$；与对照组比较，$P^{**} < 0.05$。

4. 两组不同时段总计分结果比较

两组治疗 4 周和 12 周时总计分与治疗前的比较，差异均有统计学意义（$P < 0.05$）；两组治疗 12 周和 36 周时总计分结果比较，差异均有统计学意义（$P < 0.05$，表 6 - 8）。

表 6 - 8　两组不同时段总计分结果比较（$\bar{x} \pm s$）

组别	治疗前	治疗 4 周	治疗 12 周	治疗 36 周
对照组	16.54 ± 1.223	10.16 ± 1.116*	12.54 ± 1.303*	15.32 ± 1.403*
治疗组	16.54 ± 1.390	9.80 ± 1.403*	10.47 ± 1.023**	8.76 ± 0.866**

与治疗前比较，$P^* < 0.05$；与对照组比较，$P^{**} < 0.05$。

五、讨论

膝骨关节炎的 WOMAC 指数评分由 Bellamy 于 1988 年首先提出，此评分是根据患者相关症状和体征来评价膝关节炎的严重程度及其治疗疗效。WOMAC 评分的有效性体现在能准确地反映患者治疗前后的一些情况，如患者对治疗的满意程度。相对而言，此评分对膝骨关节炎的评估还有着较高的可靠性。膝关节日常生活活动评分问卷包括临床症状和功能障碍两部分，它所涉及的临床症状几乎包括膝骨关节炎的所有症状。功能活动所涉及的是日常生活中的动作，采用问卷的方式，文字浅显易懂，容易得到患者的配合。更为重要的是，该评分将每一个主观的事件做了更细微的量化，使评分更为客观。因此，膝关节日常生活活动评分问卷对评价药物治疗膝骨关节炎的疗效更为可靠。

膝骨关节炎好发年龄在 60 岁左右，患者大多有肝肾亏损，筋骨不坚，筋不束骨，膝关节内外平衡打破，加速膝关节的退变。膝骨关节炎患者大多病程迁延日久，呈缓慢进行性发展，耗伤气血，必致气血亏虚，从而导致血脉不利的恶性循环。因此，本病的病机以肝肾亏虚为本，血脉不利为标。治宜补益肝肾、益气行血。正如《黄帝内经·灵枢·本脏》云："血和则经脉流行，营复阴阳，筋骨劲强，关节清利矣。"本观察选用补肾壮骨、活血化瘀中药，方中熟地黄滋阴养血，补精益髓；补骨脂补肾壮阳；两药配伍，一阴一阳，互根互用，为君药。臣以杜仲补肝肾之阳而强筋骨，枸杞子滋补肝肾之阴，丹参、川芎和红花活血养血，木香行气止痛，牛膝补肝肾且引血下行。诸药合用，补中有行，共奏补肾壮骨、活血止痛之功效。

膝骨关节炎属于难治性疾病，目前的各种单一疗法虽有效，但总有其局限性。西药塞来昔布在短期内可以改善患者的关节功能、缓解疼痛。补肾活血中药（关节康）对骨关节炎患者短期内的疗效并不突出，但随着随访时间的延长，患者可出现疗效上升的趋势。通过补肾活血中药配合塞来昔布取长补短，在临床中可取得满意疗效。

第八节　肉苁蓉含药血清诱导骨髓间充质干细胞向成骨细胞分化的实验研究

【摘要】　目的：研究补肾中药肉苁蓉含药血清对骨髓间充质干细胞（bone mesenchymal stem cells）定向分化的影响。方法：通过全骨髓培养法获得原代骨髓间充质干细胞，经胰酶消化传代培养至第 4 代骨髓间充质干细胞，将第 4 代骨髓间充质干细胞以 50×10^6 个接种于 2 块六孔板，每板 3 组孔，分为空白组、地塞米松组、肉苁蓉组，2 天后换液，加入诱导液。在空白组加入含 10% 胎牛血清（FBS）的 L-DMEM 培养基，继续培养。在地塞米松组的基础培养基中加入诱导剂（含 β－甘油磷酸钠 10 mmol/L，地塞米松 0.1 μmol/L，维生素 C 50 mg）。肉苁蓉组为含 10% 肉苁蓉含药血清的 L-DMEM 培养基。第 10 天，取出一块六孔板，做 ALP 染色，另一块六孔板于第 20 天做茜素红染色。结果：第 10 天时肉苁蓉组及地塞米松组 ALP 染色后呈阳性，第 12 天时可见白色钙结节，第 20 天时用茜素红染色后呈阳性。结论：骨髓间充质干细胞在肉苁蓉含药血清诱导下可向成骨细胞分化，作为组织工程的种子细胞和诱导因子对骨质疏松、骨折不愈合的治疗将有良好的前景。

【关键词】　肉苁蓉；骨髓；间充质干细胞；成骨细胞；细胞分化。

间充质干细胞是一种多潜能成体干细胞，主要存在于骨髓，还存在于胚胎时期间充质来源的骨外组织，如皮肤成纤维细胞、脂肪干细胞、骨骼肌的卫星细胞和血管内皮细胞等。骨髓间充质干细胞是骨髓基质的组成成分，体外分离培养后，在一定的诱导条件下，具有向成骨细胞、软骨细胞、神经细胞、脂肪细胞、心肌细胞等多向分化的能力。在骨组织工程中的种子细胞来源主要有成骨细胞和骨髓间充质干细胞等。成骨细胞虽然具有良好成骨活性，但来源有限，大量分离获取困难，体外大量扩增的潜力不足，难以满足骨组织工程临床应用的需要；骨髓间充质干细胞不仅具有良好的成骨细胞分化潜能和高成骨活性，而且具有强大的增殖潜能，来源方便，可以满足自体组织工程，成为研究的重点。

中医认为，肾主骨、生髓。现代药理研究表明，补肾药物均有不同程度地兴奋垂体－肾上腺－性腺系统的作用，与骨代谢密切相关，雌激素有增强成骨作用，雄激素有促进蛋白质合成、促进骨基质增加及钙磷沉积的作用。肉苁蓉中苯乙醇总甙、麦角甾苷、甜菜碱均具有雄激素样作用。本实验研究补肾中药肉苁蓉含药血清对骨髓间充质干细胞向成骨细胞分化的影响。

一、材料与试剂

1. 材料

（1）实验动物。无特定病原体动物（SPF）级 SD 大鼠 50 只，体质量 150～200 g，雌雄不限，由广州中医药大学实验动物中心提供。

（2）器材。75 cm^2 培养瓶，9 六孔板，六孔板（Corning），酶标仪（Thermo），CO_2 培养箱（Heraeus），注射器针头滤器，0.22 μm 滤膜（MILLIpore），SIGMA-3K15 离心机（Sigma）。

2. 试剂

L-DMEM 培养基、南美洲胎牛血清（FBS，海克隆）、β－甘油磷酸钠、地塞米松、维生素C、茜素红、MTT（广州威佳）、DMSO（Sigma）、肉苁蓉（产地云南）、碱性磷酸酶（alkaline phosphatase，ALP）染液（南京建成生物有限公司）、0.25% 胰酶（Gibco 公司）。

3. 肉苁蓉含药血清的制备与分组方法

（1）肉苁蓉含药血清的制备。取肉苁蓉药材粗粉 150 g，加入 10 倍量 70% 乙醇溶液，加热回流 2 次，每次 1 h。过滤，合并滤液。将滤液减压浓缩至 300 mL，室温下冷却，置于 4 ℃ 冰箱内保存备用。将中药药液稀释至每毫升 0.3 g 生药量，给 SD 大鼠进行灌胃给药。共灌胃给药 50 只 SD 大鼠，每次 1 mL，每天 2 次，连续给药 4 天。最后一次给药 1 h 后，经腹主动脉采血。室温静置血液 3 h 后置于 4 ℃ 冰箱过夜，以 2 500 r/min 速度离心 20 min，收集上清液。经针头滤器过滤除菌，置于 －20 ℃ 条件下保存备用。

（2）分组方法。本实验分为 3 组，分别为空白组、地塞米松组和肉苁蓉含药血清组。对空白组采用含 10% FBS 的 L-DMEM 培养基培养。在空白组基础上，向地塞米松组加入诱导剂。β－甘油磷酸钠浓度为 10 mmol/L，地塞米松浓度为 0.1 μmol/L，维生素浓度为 C 50 mg/L。对肉苁蓉组采用 10% 肉苁蓉含药血清的 L-DMEM 培养基培养。

4. 骨髓间充质干细胞培养与观测方法

（1）原代骨髓间充质干细胞的分离培养与扩增。SD 大鼠经腹腔注射 0.7 mL 10% 水合氯醛溶液，麻醉后，用 75% 乙醇溶液浸泡颈部以下躯体 5 min，在无菌条件下取出双下肢股骨和胫骨。清理软组织后，用咬骨钳修剪骨端，暴露髓腔。用 10 mL 注射器吸取含 10% 胎牛血清的 L-DMEM 培养基以反复冲洗髓腔，至骨质外观微微透亮。借助

75 cm² 培养瓶收集骨髓冲洗液，放入 37 ℃、5% CO_2 孵育箱以培养。每 3 天换液 1 次。当细胞长满瓶底 90% 后，用 0.25% 胰酶消化后，以 1：3 比例传代。

（2）骨髓间充质干细胞诱导分化。取第 4 代细胞，当细胞长满 90% 后，用 0.25% 胰酶消化，制备细胞悬液。以细胞密度 5×10^6 接种于 2 块六孔板。每板 3 组孔，每孔 2 mL。当细胞长满瓶底 80% 以上后换液。继续培养空白组原培养基的细胞。向地塞米松组与肉苁蓉组分别加入成骨诱导液。

（3）碱性磷酸酶染色。诱导培养第 10 天时取出 1 块六孔板，吸去培养基，用 PBS 清洗 2 遍，加入固定液固定 10 min 后，加入底物，于 37 ℃ 水浴加热 15 min，水洗。再加入苏木素复染 10 min，水洗。晾干，镜下观察。

（4）茜素红染色。诱导培养第 20 天时取出 1 块六孔板，吸去培养基，用 PBS 清洗 3 次，用 95% 乙醇溶液固定 10 min。加入 0.1% 茜素红–Tris-Hel（pH 8.3），于 37 ℃ 水浴 30 min，镜下观察结果。

二、结果

1. 细胞形态学观察

骨髓间充质干细胞为成纤维样细胞，贴壁后成梭形（图 6–4）。加入诱导液后，空白组细胞无明显变化；地塞米松组第 5 天开始出现细胞呈聚集生长，细胞体积增大（图 6–5）；肉苁蓉含药血清组从第 3 天开始出现细胞聚集生长，细胞体积增大（图 6–6）。12 天后地塞米松组和肉苁蓉组出现明显结节（图 6–7）。

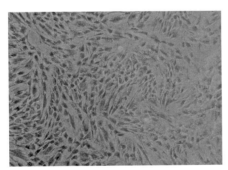

图 6–4 第 4 代骨髓间充质干细胞形态（4×10）

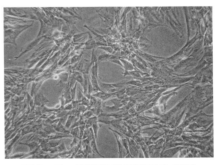

图 6–5 地塞米松组诱导 5 天后细胞形态（4×100）

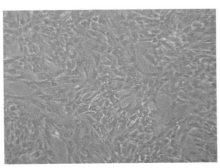

图 6–6 肉苁蓉组诱导 3 天后细胞形态（4×100）

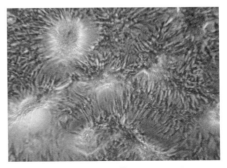

图 6–7 钙结节（4×100）

2. 碱性磷酸酶染色

诱导第10天，经细胞碱性磷酸酶（alkaline phosphatase，ALP）染色。空白组细胞内无色素沉着，在地塞米松组及肉苁蓉组可见细胞内蓝色颗粒，细胞聚集区呈紫黑色（图6-8和图6-9）。

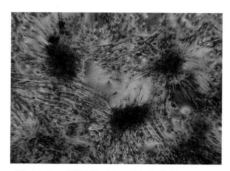 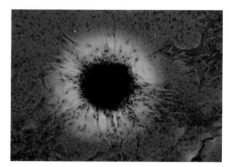

图6-8　诱导第10天地塞米松组ALP　　　　图6-9　诱导第10天肉苁蓉组ALP
　　　　染色结果（4×10）　　　　　　　　　　　染色结果（4×10）

3. 茜素红染色

第20天，用茜素红染色。空白组细胞间无色素沉积，在地塞米松组及肉苁蓉组可见红色结节堆积（图6-10和图6-11）。

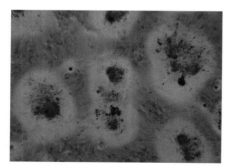 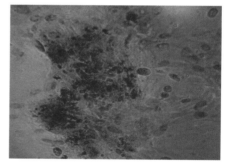

图6-10　诱导第20天地塞米松组茜素红　　　图6-11　诱导第20天肉苁蓉组茜素红染色
　　　　染色结果（4×10）　　　　　　　　　　　结果（4×10）

三、讨论

1. 肉苁蓉含药血清对骨髓间充质干细胞向成骨细胞分化具有诱导作用

肉苁蓉具有补中、入肝、滋肾、壮阳、润肠、通便之功效。现代药理研究结果显示，补肾药物均有不同程度的兴奋垂体-肾上腺-性腺系统作用，与骨代谢密切相关。雌激素有增强成骨作用，雄激素有促进蛋白质合成、促进骨基质增加及钙磷沉积的作用。肉苁蓉中苯乙醇总苷、麦角甾苷、甜菜碱均具有雄激素样作用。本实验结果显示，肉苁蓉含药血清可诱导骨髓间充质干细胞向成骨细胞分化。本实验通过蛋白质组学研究，分析骨髓间充质干细胞向成骨细胞分化过程中相关蛋白质组差异，建立功能蛋白质组学，以期对肾主骨的理论进行新的诠释。

2. 细胞密度在骨髓间充质干细胞向成骨细胞分化过程中起着重要作用

骨结节的形成除需要成骨诱导剂作用外，还依赖于接种细胞的密度。细胞密度必须达到一定的密度，细胞融合，才能向成骨细胞分化。本实验中当第4代细胞增殖至90%以上并融合时，被加入诱导剂以进行培养。当细胞密度过低时，细胞增殖缓慢，无聚集生长之趋势。在细胞密度不均匀的同一培养孔内，细胞密集区出现细胞界限不清、结构模糊现象，细胞聚集成团状，ALP染色及茜素红染色后呈阳性；而在细胞密度较低的区域，细胞不会聚集成团状，ALP染色及茜素红染色后呈阴性。故骨组织工程中采用微载体结合为更有效的体外培养方式，如三维培养，以获得更多的细胞，有利于细胞移植。

3. 肉苁蓉含药血清诱导骨髓间充质干细胞的临床意义

骨组织工程学具有广阔的临床应用前景，是现代骨科学的研究热点。骨髓间充质干细胞是目前较理想的骨组织工程种子细胞，对其作用研究的中心任务是如何使之在尽可能简单的条件下定向分化为成骨细胞，进而转化为成熟的骨细胞。

目前，对骨髓间充质干细胞定向分化常用的诱导剂由地塞米松、维生素C、β-甘油磷酸钠组成。而在体外培养中，地塞米松对细胞增殖具有抑制作用，临床上，地塞米松具有引起感染、骨坏死、骨质疏松等不良反应，将会限制其在骨髓间充质干细胞移植后作为体内诱导剂的应用。肉苁蓉具有补肾、强筋骨的作用。本实验结果显示，肉苁蓉具有促进骨髓间充质干细胞增殖和诱导骨髓间充质干细胞向成骨分化的作用。长期的临床应用中，未见肉苁蓉引起的不良反应。将肉苁蓉作为体内诱导剂可能具有广阔的临床应用前景。

总之，目前对骨髓间充质干细胞作为骨组织工程种子细胞的研究，大多还处于实验阶段。如何能在较短时间内得到足够的骨髓间充质干细胞，并运用简单的方法诱导骨髓间充质干细胞向成骨细胞分化，是目前研究的重点。尽管具有补肾、强筋骨作用的肉苁蓉诱导骨髓间充质干细胞成骨分化的机制尚有待进一步研究，但将它作为骨髓间充质干细胞分化诱导剂，用于骨髓间充质干细胞移植治疗骨折延迟愈合、不愈合、骨坏死等具有光明的前景。

第九节　生脉成骨胶囊对激素性股骨头坏死血管内皮细胞功能的调节及意义

组织的发育、改建和修复的过程离不开生长因子的参与作用，特别是在骨骼的形成、骨折的愈合与骨骼的改建过程。股骨头坏死是一个十分复杂的过程。在坏死骨的修复与重建的过程中，血管与骨的新生是一个病理逆转的关键。而骨的新生又离不开血管的新生。目前探明的与血管新生相关的生长因子主要有碱性成纤维细胞生长因子（basic fibroblast growth factor，bFGF）、转化因子β（transforming factor-b，TGF-β）、血管内皮细胞生长因子（vascular endothelial growth factor，VEGF）等，但是只有VEGF特异作用于内皮细胞，促进其增殖和血管生成，以及增加血管通透性。此外，VEGF也可能在骨的形成与改建中发挥重要作用。生脉成骨胶囊是我们治疗股骨头坏死的有效方，该研究已进入新药Ⅱ期临床试验。我们在临床研究中发现，该药应用以后，患者的ECT、MRI检查结果显示，该药能促进股骨头的血液循环。在实验研究中用光学显微镜观察墨汁灌注标本，可以看出，生脉成骨方应用组的血管在数量与质量上均明显优于激素模型组与氯贝丁酯对照组，无血管损伤的现象。生脉成骨胶囊可能通过促进血管内皮细胞生长因子的表达和血管内皮的增殖，从而促进血管生成。本实验采用原位杂交方法探讨生脉成骨胶囊对激素性股骨头坏死血管内皮细胞功能的调节作用，这对于揭示生脉成骨胶囊治疗股骨头坏死的作用机理与股骨头坏死的发病机理具有重要意义。

一、实验材料

1. 实验动物

健康纯种成年新西兰大白兔18只，雌雄各半，体质量为（2±0.5）kg，由广东省医学实验动物中心提供，动物合格证号为省科委2000A027。

2. 试剂盒

VEGF mRNA原位杂交检测试剂盒购自武汉博士德公司，包含探针的序列为：

（1）5′ – CAGCCTGGGACCACTTGCCATG – GTGGAGGTAGAGC – 3′。

（2）5′ – CACATCIGCAAGTACGTTCGTTTAACICAAGCIGC – 3′。

（3）5′ – ATATTAACATCACGTCTTTGTCTCTAGACCAGTTT – 3′。

3. 主要药物

大肠杆菌内毒素（每瓶10 mg，关国Sigma公司）。甲泼尼龙（每瓶500 mg，比利时法玛西亚普强公司）。

二、实验方法

1. 动物的分组及用药

随机选取6只新西兰大白兔为正常对照组，余12只用于造模。按每只每次50 g/kg剂量于兔耳缘静脉注射内毒素，共2次，前后间隔24 h。在第2次注射内毒素后随即腹腔注射甲泼尼龙，每天1次，每次20 mg/kg，连续3天。2周后模型成立（多次预实验证实）。随后将造模动物随机分为模型组和中药组，每组6只。

中药组以含生药0.42 g/mL剂量的药液按5 mL/kg来灌胃给药，模型组及正常对照组按每天1次、每次生理盐水按5 mL/kg灌胃给药。治疗后第8周处死正常对照组、模型组和中药组的动物，并行相关检查。

2. 观察项目

（1）组织学检查。取出股骨头，用中性甲醛溶液固定，用硝酸脱钙，流水下冲洗脱酸，用系列乙醇溶液脱水。进行石蜡包埋、切片，切片厚度为5 μm。行HE染色。利用光学显微镜检查骨细胞坏死、骨内血管等病理组织学改变。

（2）原位杂交。取动物6只，处死后在无RNA酶状态下取新鲜股骨头。沿冠状面对半剖开股骨头。及时固定一半股骨头，固定液为4%多聚甲醛或0.1 mol/L PBS，其含有 1‰ DEPC。用 10% EDTA 溶液脱钙，进行石蜡包埋，切片，切片厚度为 5 μm。杂交时所用的缓冲液均含 1% DFPC。将切片脱蜡，用 3% 双氧水处理，用蛋白酶 K 消化。预杂交后，加入标记探针，在 40 ℃ 湿盒中杂交过夜。杂交后用梯度柠檬酸钠缓冲液（SSC）洗涤，封闭，滴加 I 抗和 II 抗稀释液。用 0.5 mol/L 的 PBS 洗涤，用 AC 显染，用苏木素复染。封片后在显微镜下观察 mRNA 表达分布的情况。以 PBS 代替探针做阴性对照。

结果判定方法：在显微镜下观察 mRNA 表达分布的情况，在 400 倍光学显微镜下随机选取股骨头标本 10 张图片，由 3 个专业人员进行判定。经 AC 染色的阳性表达结果呈红色，以血管瘤阳性对照片中血管内皮细胞胞浆中出现的红色颗粒的染色程度作为 VEGF mRNA 的表达标准。淡红色结果为（＋），深红色为（＋＋＋），介于两者之间的结果为（＋＋），阴性结果为（－）。

三、实验结果

1. 股骨头光学显微镜观察

（1）正常组。①骨小梁完整，排列规则，致密饱满，骨小梁中的骨细胞清晰可见，核较大，位于中央，可见散在的空骨陷窝；②成骨细胞沿骨小梁分布，可见成串排列；③骨髓造血细胞丰富，脂肪细胞相对较少，形态正常。

（2）模型组。①骨小梁稀疏、变细，甚至有断裂现象，结构紊乱，有碎片出现。②骨小梁中骨细胞固缩、边聚或消失，空骨陷窝率高。③髓腔内脂肪细胞体积增大，有的融合成泡状，生血细胞数量减少。④骨小梁周沿稍可见梭形成骨细胞排列，但数量很少。

（3）中药组。①骨小梁排列整齐，规则，致密饱满，无碎裂。②骨小梁上骨细胞核清晰可见，位于中央，少见空骨陷窝存在。③髓腔内造血细胞丰富，无明显大的脂肪滴。④骨小梁周沿梭形成骨细胞数量增多，排列致密。

2. 原位杂交观察

正常股骨头组织在高倍镜下，可以呈现骨小梁、髓腔及软骨下血窦的微小血管内皮细胞的胞浆的阳性表达结果。在活性较高的骨小梁（具体表现为空骨陷窝少）周围的柱状或立方状的成骨细胞中，亦有阳性表达结果呈现在内毒素加激素导致的股骨头坏死模型的股骨头中，血管周围阳性杂交信号的强度较低、面积较小。中药组的血管内皮细胞、成骨细胞均有阳性表达，并可见软骨下和髓腔中的血管数量明显多于模型组的，骨小梁周沿的柱状或立方状的成骨细胞也大量增殖。结果提示，VEGF mRNA 不仅在血管内皮细胞内有表达，而且在成骨细胞也有表达。内毒素加激素引起的股骨头坏死局部 VEGF 的 mRNA 表达量减少，而中药生脉成骨胶囊有增加 VEGF mRNA 表达的作用。

四、讨论

1. 血管内皮细胞生长因子的结构和特点

血管内皮细胞生长因子属于血小板衍生生长因子（platelet-derived growth factor, PDGF）家族，主要由垂体中滤泡星形细胞产生，能诱导血管生成，由 Ferrara 等于

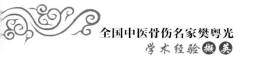

1989 年从牛的垂体滤泡星形细胞的体外培养液中分离出来。VEGF 又名血管渗透因子（vascular permeability factor，VPF）、血管生成素（angiopoietin）等。

2. VEGF 的生物学活性

VEGF 的重要生物学功能就是诱导血管生成，对内皮细胞的促有丝分裂的作用十分强烈，还有增加血管通透性，改变血管内皮的某些基因表达，促使血管内皮分泌组织因子、胶原酶等的作用。VEGF 受体 Flt-1、Flt4 和 KDR/Flk-1 均属于 II 型受体酪氨酸激酶类，只存在于血管内皮细胞表面，每细胞约有 3×10^3 个或 4×10^4 个受体。受体只结合 VEGF，不结合其他内皮生长因子。因此，VEGF 可特异作用于内皮细胞，发挥其增殖和生成血管的作用。

3. VEGF 在股骨头坏死标本中的表达意义

血管生成的基本过程包括血管内皮细胞的激活，细胞外基质的降解，EC 的移行、增殖，管腔结构的形成及血管外膜的形成。生理状态下血管生成受到严格调控，当正负调节失去平衡时，就会出现病理性的血管生成。在股骨头的血管供应系统中，血管的分布是以树枝样的分叉分布，由一级血管进入二级、三级血管，最后达到髓腔的毛细血管网。在最小一级的血管网中，动静脉基本上是由层内皮细胞形成的通路，并且动静脉的功能在外界条件刺激下可以互相转化。在股骨头缺血、坏死后，机体将产生修复反应，内皮细胞形成的毛细血管长入坏死组织中，进行骨质的修复与改建。因此，在本实验中，当应用内毒素加激素造成股骨头坏死模型后，股骨头内可见血管有凝血、栓塞、骨小梁上空骨陷窝增多，形态稀疏碎裂。

从细胞水平而言，新骨形成可能是骨祖细胞趋化聚集，成骨细胞激活，成骨细胞增殖分化的结果，由全身性和局部因素来调节骨形成。在局部因素中，PGE2、TGF-β、bFGF 等细胞因子通过血管生成或互相作用来影响骨形成。Harada 等研究发现，PGE2 具有较强的诱导成骨能力，而骨形成过程中又强烈地依赖血管生成。间接实验结果表明，PGE2 可作用于血管系统，引起血管扩张和血管生成，但它不能直接作用于内皮细胞刺激其增殖，提示它可能通过其他细胞释放旁分泌血管生成因子而发挥作用。PGE2 可以强烈刺激 VEGF 的表达，而血管生成又与早期骨形成密切相关。因此，VEGF 表达诱导可能在 PGE2 刺激骨形成中起重要的介导作用。Per-tovaara 等发现，TGF-β 亦可诱导成纤维细胞表达 VEGF，而在 TGF-β 诱导骨形成过程中，类骨质合成、新生血管侵入及成骨细胞形成几乎同时出现。这说明 VEGF 在 TGF-β 介导的血管生成和骨形成中可能起中心调控作用。Goad 的研究表明，成骨细胞表达 VEGF 可能是骨生长与骨改建的一个重要因素。VEGF 也可以直接作用于成骨细胞，并可以结合成骨细胞，增加成骨细胞的移行和分化功能，但不能促进成骨细胞增殖。

在整体因素中，内皮细胞通过自分泌和旁分泌两种途径产生的细胞因子（如 FGF、IL-6、CSFs 等）参与调节骨形成、修复与改建的过程。此外，内皮细胞长入的同时，也带入大量的成骨细胞和破骨细胞。成骨细胞几乎与毛细血管的侵入同时出现，紧邻毛细血管的外围，产生细胞外基质。而破骨细胞常常位于毛细血管芽尖端，有利于吸收死骨。

4. 生脉成骨胶囊促进 VEGF 表达的意义

将生脉成骨胶囊用于治疗股骨头坏死的治疗已近 20 年，疗效满意，但对其作用机理未明确。本实验研究中，在应用内毒素加激素造成股骨头坏死的模型组的股骨头内可见骨小梁上空骨陷窝增多，形态稀疏碎裂，周沿的成骨细胞数量稀少，细胞核呈活性较差的长条状，血管数量少，结构有破坏迹象，VEGF mRNA 表达减少。中药组的血管内皮细胞、成骨细胞均有阳性表达，并可见软骨下和髓腔中的血管数量明显多于模型组的，骨小梁周沿的柱状或立方状的成骨细胞也大量增殖。结果提示，VEGF mRNA 不仅在血管内皮细胞内有表达，在成骨细胞也有表达，生脉成骨胶囊有增加 VEGF mRNA 表达的作用。应用生脉成骨胶囊后，血管数量较模型组的明显增多，而且 VEGF mRNA 呈强阳性表达。这说明生脉成骨胶囊能够促进内皮细胞的活性，保护内皮细胞的功能，促进内皮细胞的移行增殖等。内皮细胞能分泌内皮素（endothelin 1，ET-1）和胰岛素样生长因子（insulin-like growth factor，IGF），结合成骨细胞胞膜上存在的 ET-1 和 IGF-1 受体而刺激骨形成。同时，成骨细胞又能分泌 VEGF 促进血管内皮细胞生长。这提示血管内皮细胞与成骨细胞之间存在生长因子自分泌与旁分泌。生脉成骨胶囊促进成骨细胞和血管内皮细胞活性，通过 VEGF 的作用来促进血管与骨的新生与改建。

第十节　小针刀结合理伤手法治疗老年膝骨关节炎 35 例

目前，老年膝骨关节炎的治疗方法较多，但非手术疗法（如止痛药物、理疗、减少持重等）的疗效欠佳，而各种手术治疗囿于老年人体质、心理等难以施行。针对老年人膝骨关节炎生物力学失衡这一病因，采用小针刀结合理伤手法，对病膝进行调衡治疗，取得满意疗效。

一、临床资料

本组 35 例患者均为门诊患者，女性 32 例，60 膝；男性 3 例，6 膝。年龄为 58～65 岁，平均年龄为 61 岁。X 线片显示：无改变或髌骨上、下缘有小骨赘增生，38 膝；关节间隙狭窄或左右不等宽、关节边缘及髁间峰骨质增生，28 膝。病膝病理均属 Ahlback Ⅰ～Ⅱ级。病程最短为 6 个月，最长为 4 年，平均为 12 个月。

二、治疗方法

常规皮肤消毒，铺孔巾。术者戴无菌手套，依据病灶解剖位置、X 线表现，选用中日友好医院研制之针刀在痛点处以适当力量穿透皮肤，在病灶处行弹拨、切割等内手法治疗，每次施术约 30 s。术毕，在针孔挤血少许后，用无菌敷料覆盖针眼，然后施以屈伸关节、用力拽脚等治疗手法。1 天内保持皮肤干燥清洁，伤口在 2～3 天自愈。每隔 5～7 天施术 1 次，为 1 个疗程，病情严重者可行 2～3 个疗程。本组有 66 膝，施 1 个疗程者有 12 膝，2 个疗程者有 34 膝，3 个疗程者有 20 膝。

三、疗效标准与治疗结果

1. 疗效标准

根据中日友好医院骨科制定的标准：①痊愈——局部疼痛及压痛消失，运动机能正常，劳动与日常生活中不出现疼痛。②明显好转或好转——疼痛与压痛显著减轻，或症状基本消失，但劳动与日常生活仍有疼痛。③无效——症状如故或加重，但临床检查体征无明显加重者。④失败——引起感染或其他并发症。

2. 治疗结果

按上述标准评定，本组有 66 膝，随访 48 膝，时间为 2 个月至 4 年，平均随访时间为 12 个月。痊愈 32 膝，明显好转 14 膝，无效 2 膝，无 1 例发生感染或其他并发症。总有效率为 95.8%。

四、病案举例

方某，女，58 岁，于 1998 年 8 月 25 日初诊。①主诉：左膝行走疼痛 1 年，上下楼梯困难，曾做按摩、药物外敷、针灸及局部封闭治疗多次，效果不佳。②检查：左膝关节髌上缘外侧稍肿，压痛明显，内侧关节间隙也有轻压痛，关节活动时摩擦感明显。③X 线片示：关节边缘及髁间崎骨质增生，骨赘增生，关节间隙内外不等宽、关节间隙狭窄；诊断为左膝骨关节炎。④治疗：按上述方法用针刀按韧带纤维走向刺入左膝内、外侧痛点及髌骨边缘周围压痛点（共 3 个点）处，进行剥离、铲切等手法后，快速拔针。在针孔挤血少许，覆以无菌纱布，用胶布固定后行手法治疗。患者仰卧于治疗床上，术者立于患侧，一手紧握踝上部，一手托住膝部，行屈伸膝关节同时摇晃与旋转，并用力抖动 7~8 下，至痛点消失。患者进行第 1 次治疗后，左膝外侧肿胀消失。经上述方法治疗 3 次，左膝疼痛完全消失，患者行走无疼痛，上下楼梯自如。随访 1 年无复发。

五、体会

膝骨关节炎是引起膝关节痛的主要原因之一，早期主要表现为肌腱和韧带的痉挛及附着部的无菌性炎症。无菌性炎症产生对该处神经末梢的化学刺激，进一步加剧肌肉的紧张及肌腱、韧带的痉挛。病情逐步发展，膝关节正常活动所需要的力学状态不能维持，导致膝关节动态平衡失调，继而产生关节负重力线偏移，使关节面有效负重面积减少、压力增高等，加速骨关节炎的发展。本疗法针对这一病因，经皮闭合穿刺，切断或分离某些组织，以达到调节膝关节软组织力学平衡的目的，最终减缓骨关节炎的发展。通过治疗前后膝关节 X 线的观察，发现部分病例膝关节增生的骨赘变饨，关节间隙左右不等宽有改善，可能与此调衡治疗有关。

主要治疗机理：①用小针刀对附着区变性、缺血的瘢痕组织造成一小的新鲜创伤，松解粘连的软组织，阻断该处的无菌性炎症对神经末梢的化学刺激。创伤可诱导、加强巨噬细胞的吞噬作用，促进毛细血管新生。用小针刀突破筋膜，切开病灶，局部压力减低。拔针后挤血，使病灶部形成负压，促进局部血液循环、加速代谢产物转运等。②小针刀将部分痉挛紧张的肌纤维切断，加上手法牵拽将已部分松开的粘连完全松开，扩大局部治疗范围。同时，通过手法牵拽缓解痉挛的肌肉，使肌肉的动态平衡恢复，为膝关节力学失衡的恢复创造可靠条件，起到病因治疗的作用。本疗法主要通过矫正"伤筋"来"正骨"，适应于膝骨关节炎早期，即 Ahlback Ⅰ～Ⅱ级。对于病理损害严重的膝骨关节炎，即 Ahlback Ⅲ～Ⅴ级者，应以手术为主。

第十一节　介入法治疗激素性股骨头坏死的临床和实验研究

介入治疗是治疗股骨头坏死的一种新方法。广州中医大学附属第一医院自 1996 年应用中西药物介入治疗激素性股骨头坏死 36 例，共 52 髋，获满意疗效，并通过实验研究对中药介入治疗股骨头坏死的作用机理进行探讨。

一、临床研究

1. 材料与方法

（1）一般资料。共收治激素性股骨头坏死病例 36 例，其中，男性患者 26 例，女性患者 10 例。年龄为 22～62 岁。共计 52 髋。主要以发病原因、临床表现、X 线检查、CT 或 MRI 检查作为本病的诊断依据。36 例股骨头坏死患者均有不同程度的髋部疼痛。髋关节功能最早表现为旋转功能受限，其后为内收、外旋功能受限，最后发展到屈曲受限。24 例伴有不同程度的跛行，6 例存在轻度屈髋畸形（Ⅲ～Ⅳ期）。按 Ficat 分期法，0 期 1 例，共 2 髋；Ⅰ期 5 例，共 7 髋；Ⅱ期 18 例，共 25 髋；Ⅲ～Ⅳ期 12 例，共 18 髋（图 6-12）。

（2）介入治疗方法和药物。根据 Seldinger 技术，经对侧股动脉穿刺，用 Cobra 导管置入对侧髂总动脉处造影。了解髋部血管分布后，将导管插入旋股内、外动脉，按次序先后缓慢注入尿激酶 5×10^5 U（加入川芎嗪 240 mg，罂粟碱 30 mg）、低分子右旋糖酐 50 mL。给药过程 30～40 min。术后 5 天内仍静脉输注尿激酶 6×10^4 U（每天 1 次），川芎嗪 180 mg（每天 2 次），低分子右旋糖酐 250 mL（每天 2 次），以巩固疗效。每髋介入治疗 2 次，间隔 2 周。

2. 结果

（1）采用 1994 年全国 ANFH 专题会议标准——髋关节功能评定标准。36 例中，有 34 例获完整随访。随访时间为 3～28 个月，平均随访时间为 13 个月。结果见表 6-9。

表 6-9　按分期随访治疗效果　　　　　　　　　　　　单位：例

Ficat 分期	髋	疗效			
		优	良	中	差
临床前期	2	2	—	—	—
Ⅰ期	7	5	2	—	—
Ⅱ期	25	17	4	4	—
Ⅲ～Ⅳ期	18	9	3	2	4

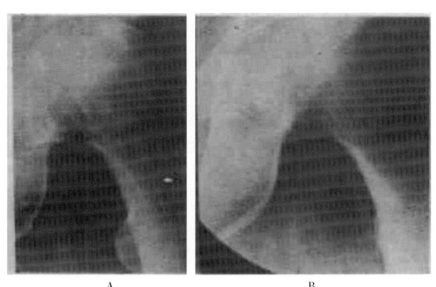

A   B

A：介入治疗前股骨头骨小梁模糊，囊性变；B：治疗 12 月后骨小梁清晰，囊性变消失。

图 6 - 12　囊性区改变

（2）X 线、CT 或 MRI 检查情况。随访 34 例中，5 例 Ficat Ⅰ～Ⅱ期病例在介入治疗 3～6 个月后的 X 线复查结果提示，坏死区域有不同程度的骨密度增高，坏死区域较前缩小。11 例进行 MRI 复查，8 例坏死区域缩小或骨密度信号接近正常。其中，Ficat 0 期的 2 髋基本恢复正常骨密度信号（图 6 - 13）。

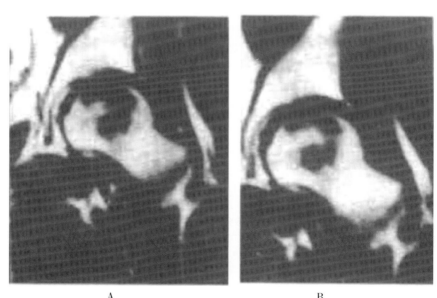

A   B

A：介入治疗前股骨头内坏死区较大；B：治疗 9 月后坏死区明显缩小。

图 6 - 13　坏死区改变

（3）血管造影检查情况。介入治疗后，行血管造影，均可见髋部血管数量增多，血管径较术前的粗。5例在介入后3个月造影，均显示血管数量及交通支明显增多，骨小梁增粗，血管延伸（图6-14）。

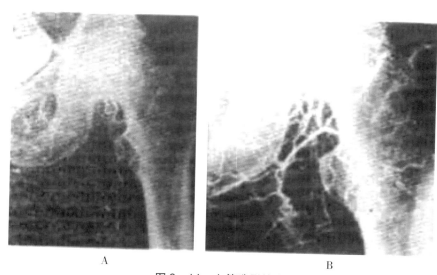

A   B

图6-14 血管造影检查

A：第一次介入造影血管稀疏；B：第三次介入造影血管密度增高，血管增粗，分支增多。

二、实验部分

1. 材料和方法

将56只纯种新西兰大白兔分为2组——造模组（40只）和空白对照组（16只）。建立纯种新西兰大白兔治疗组和模型组模型，每组各20只。于耳背静脉注射马血清1次，剂量为每次10 mL/kg。间隔2周后，进行第2次注射。在第2次注射马血清2周后，连续3次在腹腔内注射甲泼尼松龙（每天40 mg/kg）。造模成功后，随机将动物分为2组——治疗组（药物：尿激酶、低分子右旋糖酐、川芎嗪注射液）和模型对照组。每组20只，介入治疗分别于0周和4周进行。介入治疗时，行腹腔注射3%戊巴比妥钠溶液（0.5 mL/kg）以麻醉。显露股动脉，用导管穿刺，成功后依次给药。介入治疗后第4周起，每间隔4周处理动物，抽血，测生化指标，行血管造影和取组织病理学检查。

2. 结果

（1）造模结果。光学显微镜下，模型组骨小梁变细、断裂、排列紊乱，空骨陷窝率明显增高（表6-10）；脂肪细胞增生肥大，造血细胞稀少，血管壁层结构欠清晰，血管密度降低。电子显微镜下见股骨头软骨下骨小梁排列紊乱、断裂；胶原纤维排列散乱；粗面内质网上多聚核糖体脱粒、解聚，线粒体数量多、肿胀。结果证实股骨头坏死模型成立。

（2）介入治疗结果。血管造影结果显示，模型对照组的部分血管造影剂中断，血管直径变小，密度降低。介入治疗后，血管中断现象明显改善，血管密度增高，直径增宽，终末小血管数目增多（图6-15）。

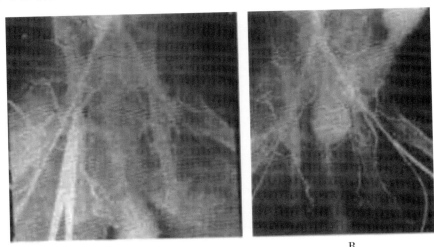

A：第1次介入治疗结果显示髋部血管稀少；B：4周后第2次治疗显示髋部血管分支明显增多。

图6-15　血管造影结果

双髋蛙位片显示，模型对照组动物的股骨头骨密度呈局限性减低，有大小不等的圆形透亮区，骨质疏松改变。治疗组和模型组的股骨头骨密度有不同程度的增高。空白对照组无异常改变（图6-16）。

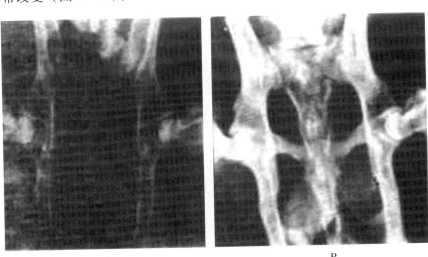

A：治疗组股骨头内骨小梁清晰均匀，骺板清晰；B：模型对照组股骨头
内骨小梁模糊不均匀，骺板不清晰。

图6-16　双髋蛙位片结果

（3）光学显微镜观察。模型对照组的骨小梁变细、断裂，基质分布不均，骨细胞

减少，空骨陷窝率明显增高（表6-10）；造血细胞稀少；血管壁内膜层有附着物，腔内散在新、旧出血区。治疗组的骨小梁排列规则；空骨陷窝率低；成骨细胞丰富；造血细胞增多，可见新生的血管组织（图6-17）。

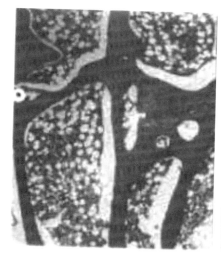
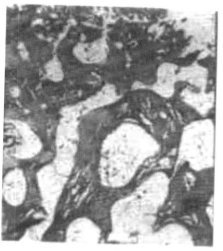

A　　　　　　　　　　　　　　　B

A：治疗组骨小梁均匀，空泡陷窝少，骨髓组织丰富；B：模型对照组骨小梁
裂解，空泡陷窝多，骨髓内大量脂肪组织。

图6-17　光学显微镜下的检查结果（4×10）

表6-10　各组平均空骨陷窝率

病理号	空骨陷窝率/%		
	空白对照组	模型对照组	治疗组
1	13.7	47.8	23.5
2	9.8	51.3	19.8
3	16.3	39.4	28.7
4	8.5	61.2	17.3
5	14.9	56.3	16.9
6	10.6	46.4	15.6
7	12.7	35.8	13.3
8	16.6	51.3	15.7
9	18.4	43.8	22.5
10	17.8	39.6	19.7
11	25.6	44.8	20.6
12	19.4	39.5	18.8

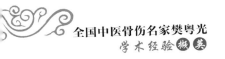

（4）电子显微镜观察。扫描电子显微镜下，模型对照组的骨小梁断裂、塌陷，胶原纤维松解断裂加重。透射电子显微镜下，成骨细胞减少，粗面内质网上多聚核糖体脱颗粒，解聚。治疗组骨小梁的形态和排列、胶原纤维的分布和密度基本恢复。成骨细胞异常活跃。骨组织呈活跃修复状态。

（5）血液生化。测定各组血清总胆固醇、甘油三酯含量（表6-11和表6-12）。

表6-11　第10周空白对照组和模型对照组血清总胆固醇和甘油三酯的测定值

单位：mmol/L

组别	动物数	总胆固醇	甘油三酯
空白对照组	10	1.45 ± 0.78	0.48 ± 0.17
模型对照组	12	2.17 ± 1.03	0.87 ± 0.49

经t检验，P < 0.05，模型对照组与治疗组空白对照组的差异有统计学意义。

表6-12　第20周各组动物血清总胆固醇和甘油三酯的测定值

单位：mmol/L

组别	动物数	总胆固醇	甘油三酯
空白对照组	9	1.63 ± 0.69	0.69 ± 0.36
模型对照组	12	2.58 ± 0.71	0.97 ± 0.51
治疗组	12	1.56 ± 0.38	0.51 ± 0.10

经t检验，P < 0.01，模型对照组与空白对照组的差异有统计学意义。

3. 讨论

1985年，Jones提出血管内凝血学说，他认为骨内过多脂肪血栓、高凝状态及由于游离脂肪酸导致的血管内皮损伤可诱发局部血管内凝血。Satio发现，早期股骨头缺血性坏死患者的股骨头内微小血管内皮有损伤及骨髓组织反复出血现象，并观察到血管内血栓形成。在1992年的实验研究中，Masuhara等应用免疫组化及血管特殊染色方法，发现受试动物经马血清和激素处理后，免疫复合物附壁在血管内皮上，血管内皮细胞有不同程度的病理改变，局部血管有大量血栓形成，骨髓内有点状或片状出血。

在本实验中，模型组动物血清的总胆固醇、甘油三酯升高，骨髓腔内脂肪细胞增生肥大，脂质代谢紊乱。电子显微镜下可见骨小梁断裂，压迫软骨下血窦，成骨细胞和骨细胞变性和坏死，与王坤正等的相关研究结果相似。同时，骨髓腔内的血管结构欠清晰，内膜层有附着物，血管内径减小，血管壁坏死崩解，髓内有广泛的新、旧出血区。血管造影结果显示造影剂中断，血管密度降低。这说明血管内凝血在股骨头缺血性坏死的发病过程中起着关键性的作用并贯穿该疾病的始终。因此，血液黏度增高，脂肪滴堆积，在高浓度游离脂肪酸的作用下，即可触发微小血管的凝血过程，导致组织出血，骨内压增高，回流障碍，最终形成股骨头坏死。

介入治疗是应用Seldinger技术，在电视X光机监视下将多种有效药物直接注入旋股内、外动脉，以达到治疗坏死股骨头的目的。1995年，李喜东等认为，直接将药物注入股骨头供应血管内，可以疏通髋关节周围微小血管，改善患肢骨的血供，促进坏死骨的吸收和新骨的形成，股骨头得以修复。

在临床研究中，临床前期的 2 例经 2 次介入治疗后症状消失。3 个月后复查 MRI，病变基本消失。Ⅰ～Ⅱ期，优良率达 91%。实验结果也显示，治疗组的血管造影结果提示，血管中断的现象明显改善，血管密度增高、直径增宽，终末小血管数目增多。X 线片结果显示，股骨头骨密度有不同程度的增高，透亮区有所缩小。组织学检查显示，病变区域内有新生血管组织，骨组织修复活跃。实验中应用的介入药物尿激酶能直接激活纤溶酶原，降解纤维蛋白原。低分子右旋糖酐具有降低血液黏滞度和红细胞凝聚率的作用，可以改善微循环。川芎嗪具有松弛血管平滑肌和抑制血管收缩的作用，改善血液流变学的异常。介入治疗的治疗作用如下。

（1）疏通发生病变的股骨头内血管，改善静脉回流，降低骨内压，恢复或改善股骨头的血供。临床前期仅有股骨头的缺血改变，局部各组织代谢异常，但未发现骨组织根本坏死，因此，此期介入治疗的疗效确切。

（2）改善或增加股骨头坏死区域周围及髋部各组织的血液循环，为股骨头坏死区域提供良好血供的局部环境。髋部血管网络非常丰富，髂内、外血管及支配股骨头血供的主要血管间有大量吻合支。介入药物对局部血液循环的影响可能维持较长的作用时间。我们尝试应用介入治疗继发性髋关节骨性关节炎 12 例，症状在短期内明显缓解，每次介入治疗后症状可缓解 2～6 个月，说明局部血管作用可达数月。

（3）保护局部血管内皮，促进血管内皮细胞修复、再生及血管增生的作用。介入药物不仅通过解痉、溶栓、抗凝集作用保护血管内皮，而且还可以促进血管内皮细胞的修复、再生及促进血管增生。在本实验中，2 例在介入治疗后 2～3 月，髋部皮下出现大量新生的网络样血管组织。

介入治疗具有安全性高、微损伤、易操作的优点，从近期随访结果分析，疗效满意，主要适用于Ⅰ～Ⅱ期患者。

第十二节　高位胫骨杵臼截骨治疗退行性膝关节病

退行性膝关节病是临床上常见的一种疾病。近年来国内外学者的研究结果显示，以骨内静脉瘀滞为特征的骨血流动力异常及由此所致的骨内高压，可能是该病发生、发展的重要原因之一。同时，膝关节载荷传导的紊乱，可引起和加重膝关节软骨的退行性病变。据此设计了一种高位胫骨杵臼截骨的方法，1990 年 3 月至 1996 年 2 月，共治疗退行性膝关节病 20 例，取得满意疗效。

1. 一般资料

共纳入退行性膝关节病患者 20 例，其中，男性患者 9 例，女性患者 11 例。年龄为 40—70 岁，平均 53 岁。左侧退行性膝关节病患者 8 例，右侧退行性膝关节病患者 12 例。术前扶单拐行走者 9 例，跛行者 11 例。X 线片显示股胫关节面内窄外宽者 14 例，内宽外窄者 6 例，所有病例的胫骨髁部均有不同程度的骨质增生。

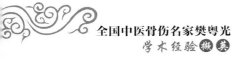
2. 治疗方法

手术在连续硬膜外麻醉或腰硬联合麻醉下进行。常规消毒铺巾，患肢驱血，上气囊止血带。先于腓骨中上 1/3 腓侧纵向切开约 3 cm 的切口，分离肌肉，暴露腓骨，由前上向后下用线锯或摆锯斜形截断腓骨。然后取膝关节内侧髌韧带旁弧形切口，长约 5 cm。依次切开皮肤、皮下组织，将皮瓣向外侧游离，悬吊起髌韧带，在髌韧带上方杵臼形截断胫骨，截断面的弧顶朝向关节面，纠正膝内翻畸形，以膝关节外翻 10° 为宜（正常解剖关系膝关节外翻角为 7°）。若纠正膝外翻畸形，则以膝关节内翻 3°左右为宜。经胫骨内外髁部用骨圆针斜向下方交叉固定截骨两端，用石膏托进行外固定。4 周后去石膏，增加自主功能锻炼。第 5 周时拔除骨圆针。

3. 随访结果

本实验 20 名患者全部获得随访，时间为 1.1～5.0 年。膝关节功能评定以中日友好医院张光铂等[7] 所拟定的标准，按疼痛（30 分）、活动范围（20 分）、主动伸展受限（10 分）、内外翻畸形（10 分）、步行能力（20 分）、日常动作（10 分）等进行计分。15 例达 85 分以上，5 例达 65 分以上，效果较为满意。术后 X 线片显示股胫关节面基本平行，高低不超过 4 mm。

4. 典型病例

骆某，女性，56 岁，退休工人。因右膝关节反复疼痛，行走跛行 5 年余，于 1991 年 10 月 23 日以右膝退行性关节病入院。X 线片示右膝关节间隙变窄，胫骨髁部明显增生，股胫关节面呈内窄外宽状，膝关节明显内翻。于 10 月 30 日行右胫骨高位杵臼截骨术。术程顺利。术后 4 周去石膏，进行功能锻炼。5 周后拔出骨圆针，复查的 X 线片显示股胫关节面基本平行。患者的膝部疼痛消失。2 个月后患者行走自如。随访 5 年，右膝部未再出现疼痛。

5. 讨论

（1）高位胫骨杵臼截骨的生物力学依据。膝关节是全身结构最复杂、运动最具规律性的关节。膝关节（包括骨、韧带、半月板）损伤后晚期常导致骨性关节炎。其主要原因是载荷传导的紊乱，并因此引起关节软骨的退行性变。膝关节发生退行性变后，股胫关节面受力不均。因膝关节的屈伸运动是自旋式的滑动加滚动，股骨髁关节面上的运动幅度远大于胫骨平台。因此，胫骨平台软骨退变又较股骨髁为重。若发生退变的部位持续受到过高的压应力，软骨损伤不断加剧而无修复机会。但软骨细胞确实存在着增殖和合成基质的能力，并在受到刺激时，此种能力更加旺盛。据此，高位胫骨杵臼截骨通过小腿的外翻（或内翻），退行性膝关节病位于内侧（或外侧）的下肢机能力线外移（或内移），均等关节面的压应力，使退变的关节面受到刺激，病变部位的骨及关节软骨得以修复。髌韧带止点相对外移（或内移），可使负重力线的改变得以维持和稳定，达到永久性矫正力线的目的。通过改变患者下肢机能力线，使膝关节负重面平衡，临床症状得到明显的改善。

（2）高位胫骨杵臼截骨可降低骨内高压、缓解骨内静脉瘀滞。国外学者发现，以骨内静脉瘀滞为特征的骨血流动力异常及由此所致的骨内高压是骨性关节炎发生、发展的重要原因。国内孙刚等通过结扎家兔一侧股静脉及臀下静脉，使其后肢静脉受阻，股骨、胫骨骨内静脉瘀滞并产生骨内高压，发现实验侧膝关节均有不同程度的早期骨性关节炎样改变，而同时加用骨皮质开窗减压术的动物其膝关节结构改变较轻。这说明减压开窗可延缓膝关节退行性变的发生，并可使其临床症状减轻。本手术于髌韧带上方杵臼形截断胫骨，该部位髓腔较粗，摆动远端后，杵臼间有一定的缝隙，可起到减轻骨内高压、促进静脉回流、降低骨内静脉瘀滞的作用。

（3）高位胫骨杵臼截骨的特点及注意事项。高位胫骨杵臼截骨有断端接触面积大、骨折愈合快、关节面矫正满意、临床症状改善明显等优点。患者术后 4 周即可下床锻炼，8 周后可恢复正常工作，较其他术式较明显地缩短功能恢复时间。髌韧带止点的相对移动及小腿远端的内外翻矫形，可以恢复人体下肢的机能力线，使股胫关节面压力均衡。本组 X 线片（复查结果）均显示关节面的基本平行，高低相差不超过 4 mm。本手术有效地降低了骨内高压、减缓了胫骨髓内静脉瘀滞，因而膝关节疼痛、跛行等症状改善明显。本手术适用于退行性膝关节病伴膝关节内外翻畸形的病例，X 线片提示关节间隙一侧明显变窄，而另一侧大致正常，而且术前膝关节活动度大于 90°者。但对于 X 线片提示关节间隙两侧一致变窄或内外翻畸形明显（内翻畸形超过 12°或外翻超过 15°）的晚期病例，仍建议考虑人工膝关节置换术。此外，对于年高体衰或经济条件不允许者，人工膝关节置换术也不失为一种简单有效的治疗方法。

第七章　学术经验传承

王康振

一、个人简介

　　王康振（图7-1），男，于1977年出生，中医骨伤科学硕士，主任中医师。1994—2001年，王康振就读于广州中医药大学中医学七年制专业，硕士研究生阶段师从樊粤光，专修中医骨伤科。

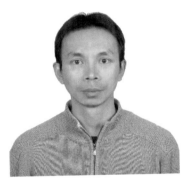

　　2001年7月至今，王康振任职于广州中医药大学附属中山中医院骨三科，为中医保守组及小儿骨科组组长、住院医师规范化培训带教老师、教学秘书，从事中医骨伤科临床工作。

　　学术任职有：广东省基层医药学会中西医结合（八法）正骨分会副主任委员、中国中西医结合学会骨伤科

图7-1　王康振

分会第八届委员会小儿骨科专家委员会委员、广东省中西医结合学会第二届关节委员会委员、广东省医师学会骨科分会小儿骨科委员会委员、中山市中西医结合骨伤科委员会委员。

二、代表作

　　（1）王康振，苏培基，伍中庆，等. 中药内服外洗治疗肝肾亏虚型髌骨软骨软化症25例［J］. 中医杂志，2005，46（5）：363.

　　（2）王康振，伍中庆，高大伟，等. 可吸收螺钉治疗移位型肱骨大结节撕脱性骨折［J］. 中国中医骨伤科杂志，2008，16（6）：48.

　　（3）王康振，伍中庆，唐剑邦，等. 骨洗二方配合关节松动训练治疗胫骨平台骨折术后关节僵硬的临床观察［J］. 广州中医药大学学报，2009，26（4）：341-343.

　　（4）王康振，徐伟光，杨健松，等. 骨科洗剂2号方外洗治疗髌骨软骨软化症疗效观察［J］. 新中医，2010，42（8）：51-52.

　　（5）王康振，高大伟，吴宇峰，等. 预防性干预对减少肘部骨折术后关节僵硬35例总结［J］. 湖南中医杂志，2015，31（5）：79-81.

　　（6）王康振，杨健松，张会良. 中药熏洗治疗膝关节滑膜炎的效果研究［J］. 实用中西医结合临床，2015，15（8）：30-31.

（7）王康振，高大伟，林志炯，等．外固定支架治疗小儿陈旧性孟氏骨折［J］．中医临床研究，2015，7（34）：112－114．

（8）王康振，杨健松，郑晓明，等．手法按摩结合潘塞缇法在婴儿先天性马蹄内翻足治疗中的临床效果［J］．内蒙古中医药，2017，36（3）：120．

（9）王康振，杨健松，郑晓明，等．活血利水方联合皮牵引治疗儿童髋关节滑膜炎的疗效观察［J］．环球中医药，2017，10（6）：756－758．

（10）王康振，杨健松，张会良，等．骨力胶囊联合阿仑膦酸钠维 D3 片治疗老年骨质疏松的疗效及对骨代谢标记物及骨强度的影响［J］．中国老年学杂志，2018，38（4）：864－866．

赵京涛

一、个人简介

赵京涛（图 7－2），男，生于 1970 年 6 月。中医骨伤科学硕士。1998—2001 年，赵京涛在职攻读广州中医药大学研究生。

1994 年，赵京涛毕业后留校，任职于广州中医药大学第一附属医院，现为广州中医药大学第一附属医院副主任中医师，中医骨伤科学硕士研究生指导老师。赵京涛从事创伤骨科、骨科生物力学、骨质疏松的基础与临床研究。

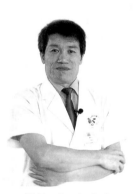

学术和社会公益任职有：中国马拉松"医师跑者"创始人、"中国马拉松 2018 年度人物"、广东省广州市医疗事故技术鉴定专家、广东省省级劳动能力鉴定医疗卫生专家、广东省医疗纠纷人民调解委员会专家、广东省医学科普专家、广东省医师协会骨关节外科医师分会委员、广东省中西医结合学会会员。

图 7－2 赵京涛

二、代表作

（1）卫生部"十二五"高等院校规划教材，生物力学［M］．人民卫生出版社，2012．（副主编）

（2）全国中医药行业高等教育"十三五"规划教材，骨科生物力学［M］．中国中医药出版社，2019．（主编）

（3）广州中医药大学自编教材，马拉松运动医学［M］．广州中医药大学教材科，2019．（主编）

（4）21 世纪中西医临床医学专业系列教材，中西医结合骨伤科学［M］．广东高等教育出版社，2007．（编委）。

（5）脊柱推拿的基础与临床［M］．军事医学科学出版社，2001．（编委）

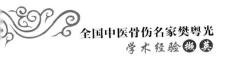

（6）岭南中医药系列特色教材，中医骨伤科学［M］．人民卫生出版社，2021.（编委）

（7）中西医结合急症诊治［M］．人民卫生出版社，2003.（编委）

（8）国家中医药局骨伤科专业规划教材，骨伤生物力学［M］．中国中医药出版社，2019.（第一副主编）

（9）赵京涛，王以进，杨俊兴，等.外固定支架治疗股骨粗隆间骨折的生物力学优化实验研究［J］.中医正骨，1999，11（10）：3－5，63.

（10）赵京涛，樊粤光.有限元分析在临床骨科生物力学研究中的应用［J］.中医正骨，2002，14（4）：51－53.

（11）赵京涛，张庆文，方斌，等.补肾健骨法治疗肾虚型骨关节炎的病理实验研究［J］.中国实用医药，2006，1（1）：42－44.

（12）赵京涛，方斌，杨俊兴，等.补肾健骨中药对骨关节炎肾虚模型大鼠的PGE2及E2的影响［J］.临床和实验医学杂志，2006，5（7）：912－913.

（13）赵京涛，姜自伟，黄枫，等.不同年龄组桡骨远端粉碎骨折畸形愈合对腕关节功能的影响［J］.新中医，2008，40（8）：49－50.

（14）赵京涛，郑晓辉，姜自伟，等.植骨LCP钢板固定治疗长骨骨折不愈合的临床观察［J］.广州中医药大学学报，2008，25（5）：402－404.

（15）CHEN T L，HE C Q，ZHENG T Q，et al. Stiffness of various pin configurations for pediatric supracondylar humeral fracture：a systematic review on biomechanical studies［J］. Journal of pediatric orthopaedics B，2015，24（5）：389－399.（共同通讯作者）

（16）陈林威，赵京涛，郑挺渠，等.儿童肱骨髁上骨折残留移位复位模型：力学响应的有限元分析［J］.中国组织工程研究，2015，19（13）：2125－2132.（通讯作者）

（17）潘俊曦，陈柏行，陈浩，等.经皮微创内固定结合重建内侧柱治疗肱骨近端骨折疗效分析［J］.实用骨科杂志，2018，24（9）：833－836.（通讯作者）

（18）李绍烁，赵京涛，何昌强，等.山茱萸总甙干预骨质疏松模型大鼠骨代谢：TRPV6、TRPV5通路的变化［J］.中国组织工程研究，2019，23（11）：1749－1754.（通讯作者）

（19）赵京涛，李绍烁，董航，等.马拉松运动进入课堂的探索与实践——以广州中医药大学公选课马拉松运动医学为例［J］.广西医学，2019，41（13）：1730.

曾展鹏

一、个人简介

曾展鹏（图7－3），男，于1973年12月出生。中医骨伤科学硕士。主任中医师，硕士研究生导师。2000—2003年，曾展鹏在广州中医药大学攻读硕士学位，师从樊粤光。获得省级、校级、院级奖励多项，包括厅局级 1 项、校级 3 项、院级 8 项。

1997 年至今，曾展鹏在广州中医药大学第一附属医院一骨科工作，从事骨与关节创伤临床工作。

学术任职有：世界中联骨质疏松专业委员会理事、中国中医药研究促进会骨伤科分会手法医学专委会委员、广东省中医住院医师规范化培训专家委员会（中医骨伤科）专业（学科）副主任委员、广东省中医药学会骨伤科专业委员会委员、广东省科学技术厅项目评审专家。

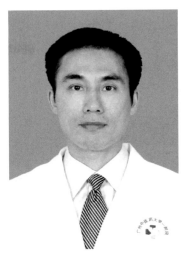

图 7 - 3　曾展鹏

二、代表作

（1）曾展鹏，高怡加，黄枫，等.骨与关节损伤手术治疗学习资源库建设过程中的问题与对策［J］.中医药管理杂志，2010，18（6）：515 - 517.

（2）曾展鹏，周琦石，黄学员，等.整脊疗法治疗纤维肌痛综合征 28 例疗效观察［J］.新中医，2011，43（9）：54 - 55.

（3）曾展鹏，王海彬，黄枫，等.桃红四物汤对骨痂"成骨 - 破骨细胞共育系"中蛋白的影响［J］.中药材，2012，35（3）：456 - 461.

（4）曾展鹏，黄枫，苏博源，等.闭合复位转子间和转子下髓内钉内固定治疗股骨近端骨折［J］.中华创伤骨科杂志，2012，（8）：735 - 736.

（5）曾展鹏，陈朝，蔡群斌，等.PFNA 与 Intertan 髓内固定方式治疗股骨转子间骨折的效果比较［J］.广东医学，2014，35（23）：3665 - 3666.

（6）曾展鹏，周驰，李康活，等.补肾接骨中药对骨折修复的成骨作用及机制［J］.中国组织工程研究，2015，19（15）：2442 - 2448.

曾意荣

一、个人简介

曾意荣（图 7 - 4），男，于 1966 年 12 月出生。骨科博士，主任医师，教授，博士研究生导师。2002—2005 年，曾意荣在广州中医药大学攻读博士学位，师从樊粤光。曾意荣现任广州中医药大学第一附属医院关节骨科主任，国家重点学科中医骨伤科学后备学科带头人，从事骨与关节疾病的基础与临床研究。

学术任职有：中华医学会骨科学分会中西医结合学组副组长、中国医师协会骨科医师分会膝关节专业委员

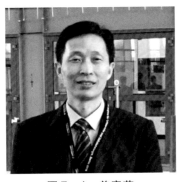

图 7 - 4　曾意荣

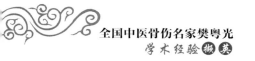

会委员、假体周围感染国际共识专家、中华中医药促进会保膝专业委员会副主任委员、中国研究型医院学会部分关节置换学组副组长、广东省医师协会骨关节外科医师分会副主任委员、广东省中医骨伤专业委员会副主任委员兼骨与关节感染学组组长、广东省医学会关节外科学分会常务委员、国家自然科学基金项目评审专家、SCI论文评审专家。

二、代表作

（1）*Proceedings of the International Consensus Meeting on periprosthetic joint infection*. ICM，2013，全球共识专家.

（2）"十三五"研究生规划教材，中医骨伤科学临床研究［M］.人民卫生出版社，2016.（副主编）

（3）全国"十二五"规划教材，骨伤科手术学［M］.高等教育出版社，2015.（副主编）

（4）全国规划教材，中医骨伤科学［M］.人民卫生出版社，2012.（编委兼秘书）

（5）全国规划教材，中西医结合骨伤科学［M］.上海科技出版社，2012.（编委）

（6）电子音像教材，大转子骨瓣联合植骨术治疗股骨头坏死［M］.人民卫生电子音像出版社，2012.（主编）

（7）电子音像教材，股骨头钻孔减压打压植骨腓骨支撑治疗Ⅱ期股骨头坏死［M］.华南理工音像出版社，2014.（副主编）

（8）全国"十三五"规划教材，骨伤科手术学［M］.高等教育出版社，2019.（副主编）

（9）ZENG Y R，HE S，FENG W J. Vascularized greater trochanter bone graft, combined free iliac flap and impaction bone grafting for osteonecrosis of the femoral head［J］. International orthopaedics，2013，37（3）：391–398.

（10）ZENG Y，FENG W J. Metal allergy in patients with total hip replacement：a review［J］. Journal of international medical research，2013，41（2）：247–252.

（11）ZENG Y，FENG W J，LI J，et al. A prospective study concerning the relationship between metal allergy and post-operative pain following total hip and knee arthroplasty［J］. International orthopaedics，2014，38（11）：2231–2236.

（12）ZENG Y，QI X Y，FENG W J，et al. One-sided hip-preserving and concurrent contralateral total hip arthroplasty for the treatment of bilateral osteonecrosis of the femoral head in different stages：short-medium term outcomes［J］. BMC musculoskeletal disorders，2015，16（1）：133.

（13）ZENG Y A，FENG W A，QI X B，et al. Differential knee skin temperature following total knee arthroplasty and its relationship with serum indices and outcome：a prospective study［J］. Journal of international medical research，2016，44（5）：1023–1033.

（14）ZENG Y R，et al. Effect of serum containing kidney-tonifying and blood-activating Chinese herbal medicine on the proliferation of rat bone marrow mesenchymal stem cells in vitro

[J]. Traditional Chinese drugs research clinical pharmacolgy, 2007, 18 (2): 93 - 96.

（15）曾意荣, 樊粤光, 刘红, 等. 补肾活血中药对大鼠骨髓间充质干细胞体外增殖的影响 [J]. 中药新药与临床药理. 2007, 18 (2): 93 - 96.

（16）曾意荣, 樊粤光, 刘少军, 等. 补肾活血中药治疗肾虚血瘀型膝骨性关节炎的临床研究 [J]. 广州中医药大学学报, 2007, 24 (4): 276 - 278.

（17）曾意荣, 樊粤光, 吴凡, 等. 膝骨关节炎患者血清基质金属蛋白酶 3, 肿瘤坏死因子 α, 白细胞介素 1, 透明质酸, 脂质过氧化物含量及超氧化物歧化酶活性变化与补肾活血中药的干预 [J]. 中国组织工程研究与临床康复, 2008, 12 (28): 5436 - 5439.

（18）曾意荣, 简林养, 冯文俊, 等. 美洛昔康与吲哚美辛防治全髋关节置换后异位骨化的比较 [J]. 中国组织工程研究, 2013, 17 (39): 6867 - 6874.

赵长青

一、个人简介

赵长青（图 7 - 5）, 男, 于 1970 年 3 月出生。中医骨伤科学博士, 副教授, 副主任中医师。2003—2006 年, 赵长青在广州中医药大学攻读博士学位, 师从樊粤光。赵长青在校期间获香港求是基金会"求是研究生奖学金"。

2014 年 1 月至今, 赵长青任职于广州中医药大学第一附属医院四骨科, 主要从事中医骨伤科学教学及运动医学临床工作, 为国家中医药管理局中医师资格认证中心命题专家。

二、代表作

（1）赵长青, 樊粤光, 黄枫, 等. 中医骨伤科学教师教学能力构成要素分析 [J]. 中华医学教育探索杂志, 2015, 14 (4): 391 - 393.

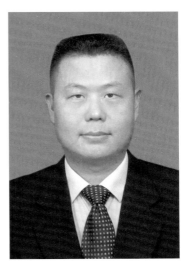

图 7 - 5 赵长青

（2）赵长青, 樊粤光. 现代教育技术在中医伤科学教学中的应用及展望 [J]. 中国医学教育技术, 2005, 19 (2): 94 - 96.

（3）赵长青. 信息技术整合于正骨手法教学的实践与思考 [J]. 医学教育探索, 2007, 8: 756 - 757.

（4）赵长青. 国外原版骨科学教材对中医伤科学双语教材编写的借鉴作用 [J]. 西北医学教育, 2007, 12 (15): 1102 - 1104.

（5）赵长青. 电视教材《中医正骨手法》的应用与初步评价 [J]. 医学教育探索, 2008, 7 (4): 358 - 359, 373.

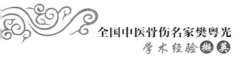

（6）赵长青.《中医伤科学》双语教学改革实践与思考［J］.辽宁中医药大学学报，2010，12（4）：251－253.

（7）赵长青.整合现代信息技术优化正骨手法教学［J］.西北医学教育，2007，15（1）：133－135.

（8）赵长青，黄洁.电视教材《中医正骨手法》的编导思路与实现［J］.中国医学教育技术，2006，20（4）：306－309.

（9）赵长青，赵艳.骨折手法复位CAI课件的开发和应用［J］.中医教育，2004，23（2）：67－69.

（10）赵长青，朱云龙.中药调理机体创伤后免疫控制的研究进展［J］.中国骨伤，2002，6（15）：383－384.

（11）赵长青，朱云龙，陈江华，等.加味地黄汤调理创伤小鼠腹腔巨噬细胞功能及DTH的初步研究［J］.中国中医基础杂志，2000，6（2），13－16.

（12）赵长青，朱云龙，刘树清.加味地黄汤调理机体创伤后免疫抑制的临床研究［J］.中国中医骨伤科杂志，2000，8（8）：21－24.

周斌

一、个人简介

周斌（图7-6），男，于1971年12月出生。中医骨伤科学博士，副主任中医师。2003—2006年，周斌在广州中医药大学攻读博士学位，师从樊粤光。

2006年7月至2014年9月，周斌在广东省中西医结合医院康复科工作；2014年10月至今，周斌在广州中医药大学第三附属医院康复科工作，从事康复科基础与临床研究。

学术任职有：广东省中医药学会风湿与关节病康复专业委员会常委、广东省康复医学会运动与创伤康复分会委员、广东省康复医学会脑卒中防治与康复专业委员会委员。

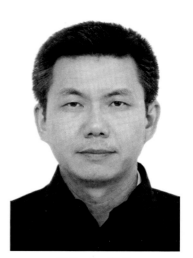

图7-6 周斌

二、代表作

（1）周斌，樊粤光，曾意荣.中药关节康对骨性关节炎软骨TGF-β1、IL-1β表达的影响［J］.中国中医骨伤科杂志，2009，17（2）：11－13.

（2）周斌.关节康治疗膝骨性关节炎的实验与临床研究［D］.广州：广州中医药大学，2006.

（3）周斌，王珍珍，陈浩雄.平衡训练结合中药熏洗治疗膝骨性关节炎疗效观察 ［J］.现代中西医结合杂志，2019，28（33）：3685－3688.

（4）周斌，樊粤光.骨髓间充质干细胞与软骨修复研究进展［J］.中国中医骨伤科杂志，2007，15（10）：67－69.

孙鸿涛

一、个人简介

孙鸿涛（图7－7），男，于1966年6月出生，中医骨伤科学博士后，主任医师。2004—2006年，在广州中医药大学进行博士后研究，师从樊粤光。

孙鸿涛现任广东省第二人民医院关节外科主任，从事关节与创伤疾病临床与基础研究。

学术任职有：中国医师协会创伤骨科医师分会委员、中国医药教育协会骨科专业委员会委员、广东省医学会创伤骨科学分会副主任委员、广东省生物医学工程学会副理事长兼应急医学技术与装备分会主任委员、广东省生物医学工程学会骨科远程医学分会主任委员、广东省中西医结合学会理事、广东省中医药学会中医骨伤科学会委员、《中国矫形外科杂志》编委。

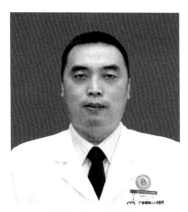

图7－7 孙鸿涛

二、代表作

（1）HUANG G，SUN H T，ZHANG C，et al. Construction of silver nanoparticle-loaded micelles via coordinate interaction and their antibacterial activity［J］. International journal of polymeric materials and polymeric biomaterials，2015，64（16）：848－856.（通讯作者）

（2）LI F M，LI Q H，SUN H T，et al. Psoralen stimulates osteoblast proliferation through the activation of nuclear factor-κB mitogen activated protein kinase signaling［J］. Experimental and therapeutic medicine，2017，14（3）：2385－2391.（通讯作者）

（3）WANG Y T，QI Y，SUN H T，et al. The effect of cupping therapy for low backpain：a meta-analysis based on existingrandomized controlled trials［J］. Journal of back and musculoskeletal rehabilitation，2017，30（6）：1187－1195.（通讯作者）

（4）FAN Y G，SUN H T，XIE G P，et al. Haemostatic efficacy of an ethyl-2-cyanoacrylate-based aerosol in combination with tourniquet application in a large wound model with an arterial injury［J］. Injury，2008，39（1）：61－66.（并列第一作者）

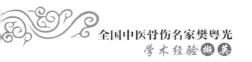

刘武

一、个人简介

刘武（图7-8），男，于1964年4月出生。中医骨伤科学博士，教授。2004—2007年，刘武在广州中医药大学攻读博士学位。刘武在校学习期间积极参与樊粤光的国家自然基金研究，在股骨头坏死中医介入治疗的蛋白组学研究领域取得一定成绩。

2007年至今，刘武先后担任广西中医药大学第一附属医院关节外科副主任、广西中医药大学教务处副处长、广西中医药大学高等职业技术学院副院长、广西中医学校副书记副校长等。学术上，从事膝关节镜－运动医学研究，以及中医对关节延缓衰老的研究。教学上，主要担任中国骨伤内伤学等教学。行政管理上，主要从事中医职业教育研究与管理。

学术任职有：国际APKASS创始会员、APKASS－CHINA核心会员、世界中医药联合会治未病分会委员、

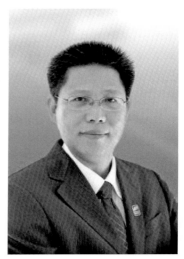

图7-8　刘武

中国研究型医院学会骨科创新与转化专业委员会关节外科组保髋工作委员会常委、中国民族医药学会医养结合分会会员、广西中西医结合骨伤科学会会员。

二、代表作

（1）刘武，樊粤光，夏雄智.补肾法对酒精干预人成骨样细胞OS-732蛋白质表达的影响［J］.北京中医药大学学报，2009，32（9）：614-617.

（2）刘武，樊粤光，夏雄智.六味地黄丸含药血清对人成骨样细胞OS-732增殖的影响［J］.中药材，2010，33（3）：417-419.

（3）刘武，樊粤光，夏雄智.人成骨样细胞OS-732酒精干预和六味地黄丸含药血清的治疗作用［J］.中药材，2010，33（2）：249-252.

（4）刘武，米琨，王斌，等.活血利水汤治疗四肢骨折术后肿胀疗效观察［J］.新中医，2011，43（9）：59-60.

（5）刘武，米琨，伏春华，等.活血利水消肿方治疗骨折术后肢体肿胀的320例的临床回顾性研究［J］.广西中医学院学报，2011，14（3）：18-19.

（6）刘武，夏雄智，胡敏，等.制作六味地黄丸含药血清有关问题的思考［J］.中国中医急症，2007，16（7）：854-855.

（7）刘武.对中医骨科研究生培养的思考［J］.广西中医学院学报，2010，13（3）：110-112.

（8）刘武，米琨，俸志斌.PBL 教学法在中医骨科内治法教学查房中的应用与思考［J］.广西中医学院学报，2010，13（4）：175-176.

（9）刘武，米琨，蒙延雄，等.参麦注射液经膝关节周围痛点至深筋膜层注射治疗膝骨性关节炎疗效分析［J］.按摩与康复医学，2010，1（6）：7-8.

（10）刘武，熊涛，王瑞华，等.参麦注射液肩峰下注射治疗肩峰下撞击综合征的临床疗效观察［J］.中国中医急诊，2011，20（5）：872.

（11）刘武，米琨，伏春华，等.参麦注射液治疗跟痛症 34 例［J］.广西中医学院学报，2009，12（4）：34.

（12）刘武，米琨，王斌，等.踝关节镜技术应用和体会［J］.中国骨与关节损伤杂志，2011，26（2）：175-176.

（13）刘武，米琨，王斌，等.中药红花注射液和参麦注射液先后引起过敏反应 1 例［J］.广西中医学院学报，2009，12（2）：46.

（14）刘武，中医本科专业后期教学多元化培养探讨［J］.广西中医学院学报，2003，6（2）：94-96.

（15）刘武，王瑞华.关节镜下前交叉韧带自体半腱肌股薄肌重建术后并发症的研究进展［J］.微创医学，2012，7（1）：65-68.

（16）刘武，米琨，王斌，等.杨文玉教授治疗骨折肿胀的临床经验［J］.广西中医药，2012，35（4）：40-41.

夏雄智

一、个人简介

夏雄智（图 7-9），男，于 1966 年 6 月出生。中医骨伤科学博士，主任中医师，教授，硕士研究生导师。2004—2007 年，夏雄智在广州中医药大学攻读博士学位，师从樊粤光。夏雄智在校期间获"优秀毕业生"称号。

2007 年至今，夏雄智在广东省第二中医院骨伤科工作，从事骨科临床。

学术任职有：广东省中医药学会中医骨伤专业委员会委员、广东省中医药学会中医脊柱专业委员会委员、广东省中医药学会中医特色治疗专业委员会委员、广东省中西医结合学会微创外科专业委员会脊柱外科学组常委、广东省中医药学会脊柱康复专业委员会常务委员、广东省医疗行业协会中医中药管理分会常务委员。

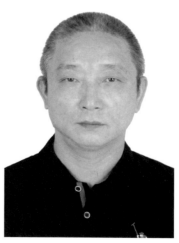

图 7-9　夏雄智

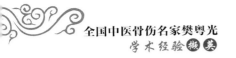

二、代表作

（1）夏雄智，樊粤光，刘武，等.补肾法对激素干预成骨样细胞作用的差异蛋白分析［J］.中国组织工程研究与临床康复，2008，12（33）：6411－6415.

（2）夏雄智.肩关节镜辅助下手术治疗肩胛盂骨折［J］.江西中医学院学报，2012，24（5）：32－34.

（3）夏雄智，邓崇礼，张宇.颈椎椎间孔注射治疗神经根型颈椎病疗效观察［J］.新中医，2011，43（6）：54－55.

（4）夏雄智，吴少鹏，张宇，等.高龄股骨粗隆间骨折髓内钉内固定与骨水泥型双动头置换术的比较与分析［J］.广州中医药大学学报，2011，24（5）：471－474.

（5）夏雄智，林周胜，吴少鹏.早期切开减压配合VSD引流治疗骨筋膜间室综合征15例［J］.江西中医药，2013，44（2）：42－43.

（6）夏雄智，吴少鹏，李参天，等.前路双钢板内固定术治疗骶髂关节分离12例［J］.江西中医药，2012，43（10）：42－44.

（7）夏雄智，吴少鹏，李参天，等.经皮克氏针固定治疗肱骨近端骨折20例［J］.江西中医药，2010，41（9）：53－54.

（8）夏雄智，邓崇礼，吴少鹏，等.参麦注射液对兔关节炎模型关节液透明质酸水平的影响［J］.国际医药卫生导报，2010，16（21）：2596－2598.

（9）夏雄智，樊粤光，刘武.六味地黄丸含药血清对OS-732细胞增殖分化的影响［J］.江西中医学院学报，2008，20（2）：61－63.

（10）夏雄智，许学猛，黄海英.参麦针注射配合小针刀治疗膝骨性关节炎的临床观察［J］.国际医药卫生导报，2008，14（2）：24－27.

（11）夏雄智，樊粤光，刘武，等.不同浓度地塞米松对成骨样细胞OS-732细胞凋亡和细胞周期的影响［J］.广州中医药大学学报，2008，25（4）：355－358.

（12）夏雄智，刘红，曾意荣，等.骨髓间充质干细胞体外成软骨的研究概况［J］.中国科技信息杂志，2005，（12）：579－580.

（13）夏雄智，吴少鹏，邓崇礼，等.补肾法对人腰椎间盘退变中水通道蛋白AQP1、AQP3表达的影响［J］.疑难病杂志，2013，12（4）：281－283.

姚珍松

一、个人简介

姚珍松（图7-10），男，于1971年5月出生。中医骨伤科学博士，副主任中医师。2004—2007年，姚珍松在广州中医药大学攻读博士学位，师从樊粤光。

2001年至今，姚珍松任职于广州中医药大学第一附属医院，从事脊柱脊髓疾病的诊疗及研究。

学术任职有：广东省中西医结合学会骨质疏松专业委员会副主任委员、广东省康复医学会脊柱脊髓分会脊柱脊髓肿瘤专业委员会副主任委员、中国中西医结合学会骨科微创专业委员会委员、中国中医药研究促进会骨伤科分会骨肿瘤专业委员会委员、广东省中西医结合学会脊柱医学专业委员会委员。

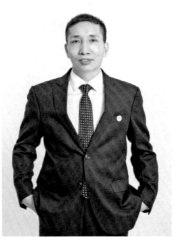

二、代表作

（1）YAO Z S, LI C, LIANG D, et al. Diagnostic and prognostic implications of serum miR-101 in osteosarcoma [J]. Cancer biomark, 2018, 22: 127-133.

（2）姚珍松, 叶林强, 江晓兵, 等. PVP治疗中上段胸椎骨质疏松性重度椎体压缩骨折的临床效果 [J]. 中国脊柱脊髓杂志, 2014, 24 (2): 138-143.

图7-10　姚珍松

（3）姚珍松, 莫凌, 江晓兵, 等. 在因老年痴呆而减少治疗相关安慰剂效应的患者中应用椎体强化术的效果分析 [J]. 中国骨与关节损伤杂志, 2014, 29 (1): 18-20.

（4）姚珍松, 唐永超, 江晓兵, 等. 仿真模型模拟操作联合模块式教学法在研究生学习椎体强化术中的应用 [J]. 西部中医药, 2014, 27 (6): 45-47.

庞智晖

一、个人简介

庞智晖（图7-11），男, 于1972年12月出生。中医骨伤科学博士, 主任中医师。1992—1999年, 庞智晖在广州中医药大学攻读硕士学位, 师从樊粤光；2005—2008年, 庞智晖在广州中医药大学攻读博士学位。

1999年至今, 庞智晖任职于广州中医药大学第一附属医院三骨科, 从事骨与关节疾病的基础与临床研究。

学术任职有：广东省中西医结合学会关节病专业委员会青年委员、广东省生物医学工程学会骨伤临床与康复技术专业委员会委员、广东省中医骨伤科关节专科医师培训基地和现代关节外科技术华南培训基地秘书、德国蛇牌学院（中国区）资深讲师。

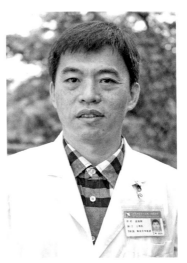

图7-11　庞智晖

二、代表作

（1）庞智晖，何伟，张庆文，等.中药辅助改良减压植骨内稳定术治疗围塌陷期激素性股骨头坏死［J］.中国中医骨伤科杂志，2009，17（1）：30-33.

（2）庞智晖，何伟，张庆文，等.改良减压植骨内稳定术治疗围塌陷期激素性股骨头坏死［J］.广东医学，2009，30（7）：1071-1073.

（3）庞智晖，戴雪梅，魏秋实，等.中西结合预防全髋关节置换术后下肢深静脉血栓形成［J］.中国中医骨伤科杂志，2011.19（2）：22-25.

（4）庞智晖，曾伟恒，张颖，等.快速康复程序结合肌筋膜牵拉疗法促进全髋置换患者康复的临床研究［J］.中医正骨，2011，23（6）：9-12.

（5）庞智晖，欧志学，魏秋实，等.辨塌论治在钽棒治疗早期股骨头坏死中的运用［J］.中国中医骨伤科杂志，2012，20（1）：26-29.

（6）庞智晖，魏秋实，周广全，等.个体股骨头坏死三维有限元模型的建立与应用［J］.生物医学工程学杂志，2012，29（2）：251-255.

（7）庞智晖，何伟，欧志学，等.适应证的选择对钽棒治疗早期股骨头坏死的成败至关重要［J］.实用医学杂志，2012，28（14）：2387-2389.

（8）庞智晖，何伟.基于临床和影像的股骨头坏死围塌陷期"微观辨证论治体系"的构建［J］.中华关节外科杂志（电子版），2013，7（3）：363-368.

（9）庞智晖，何伟.基于三维重建和有限元分析的股骨头坏死围塌陷期保髋新技术的临床应用［J］.中华关节外科杂志（电子版），2013，7（3）：301-308.

（10）庞智晖，唐立明，樊粤光，等.股骨头坏死"三部失效"塌陷机制假说与保存自身髋关节的新理念［J］.中国组织工程研究，2016，20（46）：6950-6955.

（11）庞智晖，郭富明，周勇，等.丁丙诺啡透皮贴剂治疗骨科中重度慢性疼痛1 241例回顾分析［J］.中国疼痛医学杂志，2019，25（4）：309-311，314.

梁笃

一、个人简介

梁笃（图7-12），男，于1973年7月出生。中医骨伤科学博士，主任医师，广州中医药大学、南方医科大学兼职教授，硕士研究生导师。2005—2008年，梁笃在广州中医药大学攻读博士学位，师从樊粤光。

梁笃现任广州市正骨医院髋关节科主任。

学术任职有：中国医师协会创伤外科医师分会委员、中国中西医结合学会骨坏死专业委员会委员、中国中西医结合学会骨科微创专业委员会委员、广东省医学会创

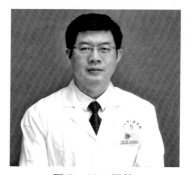

图7-12 梁笃

伤骨科学分会常委、广东省医学会创伤骨科学分会青年委员会副主任委员、广州市医师协会创伤骨科分会副主任委员、广东省生物医学工程学会粤港澳骨科专业委员会常务委员、广东省中西医结合学会骨科微创专业委员会常务委员、广东省中西医结合学会关节病专业委员会常务委员、国际内固定研究学会（AO）会员、德国汉诺威医学院 AO 会员、美国梅奥医学中心访问学者、加拿大伦敦健康医疗中心访问学者、《中华创伤骨科杂志》《实用医学杂志》审稿专家。

二、代表作

（1）梁笃，杨冰，郑永华，等.Kocher-Langenbeck 入路治疗髋臼后壁骨折合并股骨头骨折［J］.中医正骨，2013，25（6）：38－39，41.

（2）梁笃，王海彬，樊粤光，等.关节康对小鼠膝骨性关节炎的作用及量效关系实验研究［J］.新中医，2013，45（6）：172－174.

（3）梁笃，陈群群，王海彬，等.痰瘀蕴结型股骨头坏死脂代谢异常实验与临床研究［J］.辽宁中医药大学学报，2013，15（5）：69－72.

（4）梁笃，杨冰，郑永华，等.微创复位术结合加长型抗旋转型股骨近端髓内钉内固定治疗股骨转子下骨折［J］.中医正骨，2012，24（7）：39－41.

（5）梁笃，樊粤光，王海彬.关节康结合关节镜技术治疗膝骨性关节炎23例［J］.江西中医药，2009，40（7）：28－30.

（6）梁笃，樊粤光，王海彬，等.成人脂肪来源干细胞定向诱导分化为软骨细胞的实验研究［J］.广州中医药大学学报，2009，26（4）：412－416，428.

（7）梁笃，杨冰，利云峰，等.中医手法配合 AO 弹性钉治疗儿童股骨干骨折［J］.新中医，2009，41（7）：68－69.

（8）梁笃，樊粤光，王海彬.关节康治疗膝骨性关节炎22例临床观察［J］.新中医，2009，41（6）：59－60.

（9）梁笃，樊粤光，王海彬，等.关节康中药血清促进去分化软骨细胞再分化的实验研究［J］.新中医，2009，41（4）：101－103.

（10）梁笃.关节康治疗膝骨关节炎临床研究及对去分化软骨细胞影响的实验研究［D］.广州：广州中医药大学，2008.

（11）梁笃.内皮细胞生长因子与血管生成［J］.中医正骨，2002，14（12）：43－45.

范海蛟

一、个人简介

范海蛟（图7－13），男，于1980年2月出生。中医骨伤科学博士。2005—2008年，范海蛟在广州中医药大学攻读博士学位，师从樊粤光。

范海蛟的工作情况为：2008年9月—2009年4月，任广州中医药大学网络有限公司健康顾问；2009年5月—2010年8月，任广州华景中西医结合门诊部有限公司主任；2010年9月—2011年8月，担任广东新南方集团有限公司总裁秘书；2011年9月—2013年，任广东养和医药连锁股份有限公司常务副总经理；2013年—2016年4月，任广州一米健康管理有限公司总经理；2016年5月至今，任广州中医药大学紫合梅州医院运营筹备。

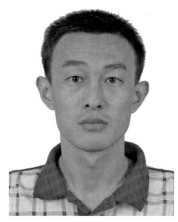

图7-13　范海蛟

二、代表作

（1）范海蛟，杨锦芬.健康与养生［J］.医疗保健器具，2006，（10）：67-70.

（2）范海蛟.补肾中药对大鼠骨髓基质干细胞增殖和分化的影响［D］.广州：广州中医药大学，2008.

刘建仁

一、个人简介

刘建仁（图7-14），男，于1972年8月出生。中医骨伤科学（颅脑疾病方向）博士，主任中医师，硕士研究生导师。2000—2003年，刘建仁在广州中医药大学攻读硕士学位。2006—2009年，刘建仁在广州中医药大学攻读博士学位，师从樊粤光。

2003年至今，刘建仁任职于广州中医药大学第一附属医院颅脑外科（神经外科）。刘建仁现任广州中医药大学第一附属医院脑病中心党支部副书记、神经外科区长、脑血管病专业组组长。曾到美国佛罗里达州 Baptist Medical Center 神经外科做高级访问学者。

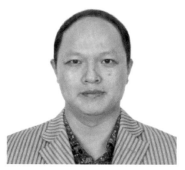

图7-14　刘建仁

学术任职有：中国民族医药学会脑病分会常务理事、广东省保健协会脑健康分会副主任委员、广东省中西医结合学会神经外科分会常务委员兼秘书、广东省医师协会神经介入医师分会常务委员、广东省卒中学会缺血性神经介入分会常务委员。

二、代表作

（1）刘建仁，朱文锐，胡鹏，等.单孔钻颅冲洗引流术结合中药分期论治慢性硬膜下血肿疗效观察［J］.现代中西医结合杂志，2014，23（19）：2123-2125.

（2）刘建仁，戴先才，朱文锐，等.清热化痰通腑法防治高血压脑出血术后继发性肺部感染的临床观察［J］.湖南中医药大学学报，2014，34（8）：39－43.

（3）刘建仁，黄良文，戴先才，等.通腑泻热活血法对高血压脑出血患者血管活性多肽的影响［J］.新中医，2012，44（1）：29－31.

（4）刘建仁，刘琪.高血压脑出血术后痰瘀腑实证血浆代谢组学的检测分析［J］.中国实用神经疾病杂志，2017，20（19）：10－17.

黄永明

一、个人简介

黄永明（图7－15），男，于1973年4月出生。中医骨伤科学博士，主任中医师，硕士研究生导师。2001—2004年，黄永明在广州中医药大学攻读硕士学位。2006—2009年，黄永明在广州中医药大学攻读博士学位，师从樊粤光。

2004年至今，黄永明任职于广东省中医院大学城医院（广州中医药大学第二附属医院）骨科，从事骨与关节疾病基础与临床研究。

学术任职有：广东省医学会骨质疏松分会委员、中国中医药研究促进会骨伤科分会保膝专业委员会委员、广东省中医药学会骨伤科分会委员、广东省中医药学会骨伤科分会骨与关节感染学组副组长、广东省中西医结合医学会关节外科学分会委员、广东省医师协会骨关节外科医师分会委员、广东省中西医结合学会会员、国家自然基金评审专家、《中国组织工程研究》审稿人。

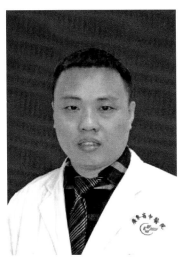

图7－15　黄永明

二、代表作

（1）黄永明，黄启明，刘焱杰，等.TDP43慢病毒载体转染人脐带间充质干细胞与软骨细胞共培养后的增殖与凋亡［J］.中国组织工程研究，2020，24（7）：1016－1022.

（2）黄永明，黄启明，曹振武，等.补肾活血中药龙鳖制剂干预野生型TDP43介导的骨性关节炎软骨细胞病变的作用研究［J］.辽宁中医杂志，2018，45（1）：96－100.

（3）HUANG Y M，HUANG Q Y，SU H T，et al. TAR DNA-binding protein 43 inhibits inflammatory response and protects chondrocyte function by modulating RACK1 expression in osteoarthritis［J］.Biomedicine and pharmacotherapy，2017，85（24）：362－371.

（4）黄永明，潘建科，郭达，等.Ⅱ型胶原蛋白酶诱导SD大鼠膝骨关节炎模型的建立［J］.广东医学，2015，36（8）：1145－1148.

（5）黄永明，苏海涛，黄启明，等.人骨肉瘤耐药性KH-OS/ADM细胞SCID小鼠移

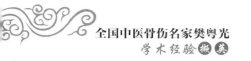

植模型的建立及其生物学特征的研究 [J]. 中国中医骨伤科杂志，2013，21（7）：1-3.

（6）黄永明，杨仁轩，苏海涛，等. 六味地黄汤对细胞诱导的杀伤细胞体外扩增及抗骨肉瘤细胞的影响 [J]. 中华中医药杂志，2011，26（10）：2436-2439.

（7）黄永明，何仁荣，刘金文，等. 加味四物汤对荷骨肉瘤小鼠肿瘤 VEGF 及受体表达的影响 [J]. 中国中医骨伤科杂志，2009，17（3）：1-3.

（8）黄永明，刘金文，何仁荣，等. 加味四物汤对荷骨肉瘤小鼠的抑瘤作用 [J]. 广东医学，2008，29（9）：1466-1467.

李显澎

一、个人简介

李显澎（图7-16），男，于1979年7月出生。中医骨伤科学博士，副主任中医师。2006—2009年，在广州中医药大学攻读博士学位，师从樊粤光。2009—2014年，在广东省中医院珠海医院骨一科工作。2014年至今，在湖南省益阳市第一中医医院骨一科工作，从事骨与关节疾病基础与临床研究。

二、代表作

（1）李显澎，樊粤光，刘建仁，等. 大鼠骨髓间充质干细胞的分离纯化与成骨鉴定 [J]. 广州中医药大学学报，2008，25（2）：176-180.

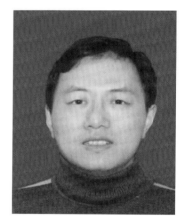

图7-16　李显澎

（2）李显澎，范海蛟，樊粤光，等. 补肾法诱导骨髓间充质干细胞定向分化的研究进展 [J]. 中医药导报，2007，13（12）：81-82.

林晓生

一、个人简介

林晓生（图7-17），男，于1970年1月出生。中医骨伤科学博士，主任医师，广州中医药大学博士研究生导师、博士后科研工作站指导老师。2007—2010年，林晓生在广州中医药大学攻读博士学位，师从樊粤光。

1994年7月至2004年11月，林晓生在深圳市宝安区人民医院骨外科任副主任医师。2004年11月至2013年5月，林晓生在深圳市宝安区中医院骨伤科任主任医师。

2013年5月至今，林晓生在深圳市中西医结合医院工作。林晓生主要研究方向为中西医结合防治骨质疏松症的基础与临床研究。

学术任职有：中国老年学和老年医学会骨质疏松分会副主任委员、中国老年学和老年医学会骨质疏松分会中西医结合专家委员会主任委员、广东省中西医结合学会骨质疏松症专业委员会主任委员、广东省中西医结合学会基层与社区工作委员会副主任委员、广东省卫生经济学会第七届理事会副会长、深圳市中医药学会骨质疏松与骨关节病专业委员会主任委员。

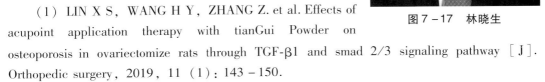

图7-17 林晓生

二、代表作

（1）LIN X S，WANG H Y，ZHANG Z. et al. Effects of acupoint application therapy with tianGui Powder on osteoporosis in ovariectomize rats through TGF-β1 and smad 2/3 signaling pathway［J］. Orthopedic surgery，2019，11（1）：143-150.

（2）林晓生，王海燕，肖庆华，等.717名围绝经期妇女骨量丢失情况的流行病学调查［J］.中国骨质疏松杂志，2017，23（3）：363-367.

（3）林晓生，王海燕，肖庆华，等.天葵散敷脐干预围绝经期妇女骨量减少51例［J］.中医临床研究，2017，9（5）：1-4.

（4）林晓生，王海燕，肖庆华，等.天葵散敷脐干预围绝经期妇女骨量减少的临床疗效观察［J］.世界中西医结合杂志，2017，12（1）：70-73.

（5）林晓生，王海燕，曾纪斌，等.中医"治未病"综合干预对体检亚健康人群心理健康的影响［J］.世界中西医结合杂志，2014，9（4）：399-401.

（6）林晓生，王海燕，王健，等.疏肝益肾汤治疗绝经后骨质疏松的中长期疗效评价［J］.中国骨质疏松杂志，2011，17（12）：1095-1097.

（7）林晓生，王海燕，陈海良，等.疏肝益肾汤治疗绝经后骨质疏松的临床疗效观察［J］.中国骨质疏松杂志，2011，17（3）：236-238.

（8）林晓生，曹顺海，王健.黄芪及其制剂对骨质疏松症的治疗作用［J］.中医正骨，2008（7）：77-78.

林梓凌

一、个人简介

林梓凌（图7-18），男，于1972年11月出生。中医骨伤科学博士。主任中医师，硕士研究生导师。2007—2010年，林梓凌在广州中医药大学攻读博士学位，师从樊

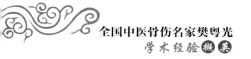

粤光。

2010 年至今，林梓凌在广州中医药大学第一附属医院工作，为全国名中医药专家学术经验继承人，广东省第一批名中医师承继承人。林梓凌曾在德国做访问学者。林梓凌从事骨与关节损伤基础与临床研究。

学术任职有：中国老年学和老年医学学会骨质疏松分会中西医结合专业委员会副主任委员、中国中医药研究促进会骨伤科分会委员、中国医药教育协会骨质疾病专业委员会委员、广东省医学会创伤学分会委员、广东省生物医学工程学会骨伤临床与康复技术专业委员会委员、国际内固定研究学会（AO）会员。

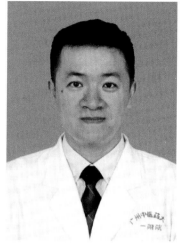
图 7-18　林梓凌

二、代表作

（1）LIN Z L，LI P F，PANG Z H，et al. Influence of regional difference in bone mineral density on hip fracture site in elderly females by finite element analysis［EB/OL］.2015：DOI 10.1007/s12013-015-0650-4.

（2）林梓凌，李鹏飞，庞智晖，等.骨密度与老年髋部骨折股骨近端三维有限元模型密度的关系［J］.中国老年学杂志，2015，35（11）：3069-3070.

（3）林梓凌，樊粤光，赵京涛，等.鼠平台骨折术后活血补肾药物对软骨退变相关因子的影响［J］.中国中医基础医学杂志，2013，6（19）：649-650.

（4）林梓凌，曾建春，樊粤光，等.补肾活血方药对膝关节骨折术后功能恢复的影响［J］.中国实验方剂学杂志，2013，19（6）：305-308.

（5）林梓凌，周庆庆，黄枫，等.活血祛瘀法对大鼠微动应力内固定模型早期骨痂生长的影响［J］.中国中医骨伤科杂志，2010，18（10）：5-7.

（6）林梓凌，陈基长，周庆庆.论托里透脓法在治疗慢性感染创面中的运用［J］.陕西中医杂志，2001，22（9）：542-543.

（7）林梓凌.中药大黄治疗骨折便秘的临床治疗和研究进展［J］.安徽中医临床杂志，2001，13（6）：478-480.

（8）林梓凌，郑利钦，郑永泽，等.樊粤光肾虚血瘀论治膝骨性关节炎经验介绍［J］.中国当代医药，2018，25（24）：136-138.

曾建春

一、个人简介

曾建春（图7-19），男，于1981年2月出生。中医骨伤科学博士，副主任中医师。2007—2010年，曾建春在广州中医药大学攻读博士学位，师从樊粤光。曾建春在校期间获得新南方综合奖学金、一方奖学金，其论文被评为优秀毕业论文，获"优秀毕业生""研究生'三下乡'先进个人"称号。

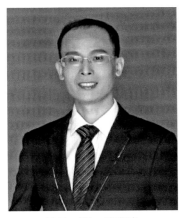

2010 年至今，曾建春任职于广州中医药大学第一附属医院三骨科，从事骨与关节疾病基础与临床研究。

学术任职有：中国老年学和老年医学会骨质疏松分会中西医结合专业组委员兼秘书、中国中医药研究促进会骨伤科分会保膝专业委员会委员、广东省中医药学会骨伤科分会委员兼秘书、广东省中医药学会骨伤科分会骨与关节感染学组委员兼秘书、广东省医学会关节外科学分会青年委员、广东省医师协会骨关节外科医师分会委员、广东省中西医结合学会会员。

图 7 - 19　曾建春

二、代表作

（1）曾建春，樊粤光，刘建仁，等.杜仲含药血清诱导骨髓间充质干细胞定向分化的实验研究［J］.时珍国医国药，2009，20（169）：2136 - 2138.

（2）曾建春，樊粤光，刘建仁，等."肾主骨、生髓"与骨髓间充质干细胞定向分化的研究［J］.中国中医骨伤科杂志，2009，17（12）：1 - 3.

（3）曾建春，樊粤光，刘建仁，等.杜仲含药血清诱导骨髓间充质干细胞定向分化蛋白质组学研究［J］.时珍国医国药，2010，21（2）：274 - 277.

（4）曾建春，樊粤光，刘建仁，等.肉苁蓉含药血清诱导骨髓间充质干细胞定向分化的实验研究［J］.中国骨伤，2010，23（8）：606 - 608.

（5）曾建春，曾意荣，樊粤光，等. 第四代陶对陶全髋关节置换术后陶瓷头碎裂翻修［J］.中华关节外科杂志（电子版），2013，7（5）：722 - 755.

（6）曾建春，曾意荣，樊粤光，等.股骨头髓芯减压植骨腓骨支撑联合自体外周血干细胞移植治疗股骨头坏死初步研究［J］，新中医，2014，46（8）：87 - 89.

（7）曾建春，曾意荣，樊粤光，等.唑来膦酸预防全髋关节置换术后早期骨丢失的初步临床研究［J］.中国骨质疏松杂志，2014，20（7）：795 - 798.

（8）曾建春，曾意荣，樊粤光，等.淫羊藿甙诱导 MSCs 向成骨细胞分化过程中对 wnt 信号通路的影响［J］.广州中医药大学学报，2014，31（4）：607 - 611，678.

（9）LI P F，ZHAI P，YE Z J，et al. Differentil expression of miR-195-5p in collapse of steroid-induced osteonecrosis of the demoral head ［J］. Oncotarget，2017，8（26）：42638 - 42647.

（10）ZENG J C，DENG P，LI J，et al. Increased serum protein levels by Yuanshi Shengmai Chenggu Tablet in treatment of avascular osteonecrosis of the femoral head ［J］. Molecular medicine reports，2018，17（2）：2121 - 2126.

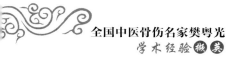

易春智

一、个人简介

易春智（图7-20），男，于1983年2月出生。中医骨伤科学博士，主治中医师。2008—2011年，易春智在广州中医药大学攻读博士学位，师从樊粤光。

2011—2018年，易春智在广州中医药大学第一附属医院三骨科工作，从事骨与关节疾病基础与临床研究以及骨肿瘤研究。2018年至今，易春智在广州中医药大学第一附属医院骨肿瘤科工作，从事骨与软组织肿瘤研究。

学术任职有：中国中医药研究促进会骨科专业委员会骨肿瘤学组委员、广东省中西医结合学会关节病专业委员会骨肿瘤学组委员、中国残疾人康复协会肢体康复专业委员会Ilizarov技术组委员、中华中医药学会骨伤科分会青年委员、中国整形美容协会肿瘤整复分会委员、广东省基层医药学会骨肿瘤与骨病专业委员会秘书长、广东省基层医药学会骨科修复重建专业委员会常务委员。

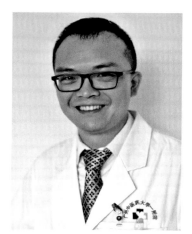

图7-20　易春智

二、代表作

（1）易春智，李若愚，蓝鋈，等.23例髋部骨样骨瘤的临床特征及误诊原因分析［J］.中华骨与关节外科杂志，2019，12（2）：135-140.

（2）易春智，蓝鋈，李若愚，等.冷冻消融术在骨与软组织肿瘤治疗中的应用［J］.中医正骨，2017，29（9）：57-60.

（3）易春智，方斌，蓝鋈，等.桡、尺骨远端骨巨细胞瘤的手术治疗及疗效分析［J］.中国中医骨伤科杂志，2017，25（2）：48-52.

（4）易春智，周宇，冯文俊.补肾活血方联合塞来昔布治疗膝骨性关节炎的临床观察［J］.中国民族民间医药，2017，26（2）：121-122.

（5）易春智，陈锦伦，李肇宏，等.利伐沙班与依诺肝素钠对髋膝关节置换术后下肢深静脉血栓形成及围手术期隐性失血的影响［J］.中医正骨，2016，28（1）：17-19.

（6）易春智，李显澎，曾建春，等.中西医结合治疗膝关节骨性关节炎的Meta分析［J］.中医正骨，2010，22（7）：22-25.

黄荷

一、个人简介

黄荷（图7-21），男，于1974年8月出生。中医骨伤科学博士，副主任中医师。2009—2012年，黄荷在广州中医药大学攻读博士学位，师从樊粤光。

2005年至今，黄荷在广州市中西医结合医院骨伤科工作，从事脊柱外科工作。

学术任职有：中国中西医结合学会骨科微创专业委员会脊柱学组委员、广东省中西医结合学会脊柱医学专业委员会常务委员、广州市抗癌协会脊柱肿瘤专业委员会委员、广东省中医药学会骨伤科专业委员会委员、广州市医师学会脊柱外科学分会常务委员。

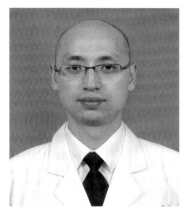

图7-21 黄荷

二、代表作

（1）HUANG H, ZHANG Z F, QIN F W, et al. Icariin inhibits chondrocyte apoptosis and angiogenesis by regulating the TDP-43 signaling pathway [J]. Molecular genetics and genomics, 2019, 7（4）: e00586. DOI: 10.1002/mgg3.586. Epub 2019 Feb 7.

（2）HUANG H, ZHANG Z F, QIN F W, et al. The mechanism of TDP-43 gene expression on inflammatory factors and the JNK and p38 MAPK signaling pathways in ischemic hypoxic stress dependence [J]. International wound journal, 2019, 19. DOI: 10.1111/iwj.13087.

（3）黄荷，张兆飞，谢春亮，等.经皮椎体成形术骨水泥"倒U型"分布的临床疗效 [J].中山大学学报（医学科学版），2018，39（4）：554-559.

（4）黄荷，张兆飞，刘栋华，等.低骨量胸腰段椎体骨折椎弓根螺钉置入深度的作用 [J].中国矫形外科杂志，2018，26（14）：1283-1287.

（5）黄荷，龙厚清，吴培玉，等.32例椎管内神经鞘瘤的诊断及手术治疗 [J].生物骨科材料与临床研究，2017，14（2）：38-41.

（6）黄荷，焦锋，唐东鸣.股骨近端防旋髓内钉治疗老年股骨转子间及转子下骨折疗效分析 [J].黑龙江医药，2016，29（2）：356-359.

（7）黄荷，吴培玉，谢春亮，等.椎体强化术治疗骨质疏松性椎体骨折前后肺功能变化及相关因素分析 [J].中国矫形外科杂志，2016，24（2）：128-132.

（8）黄荷，曾意荣，简林养.淫羊藿甙诱导人骨髓间充质干细胞向软骨细胞分化实验研究 [J].新中医，2016，48（1）：210-212.

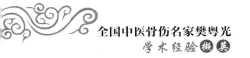

（9）黄荷，焦锋，刘栋华.参麦注射液联合臭氧关节腔内注射治疗膝关节骨性关节炎疗效观察［J］.实用中医药，2016，32（1）：10－11.

（10）黄荷，廖志辉，唐冬鸣.中药结合肩零度位复位固定保守治疗与手术治疗肱骨外科颈骨折疗效分析［J］.新中医，2012，44（7）：77－78.

（11）黄荷，马玉桃，廖志辉，等.身痛逐瘀汤结合臭氧消融术治疗椎间盘源性腰痛30例临床观察［J］.新中医，2011，43（8）：61－62.

（12）黄荷，马玉桃，廖志辉，等.腰椎间盘纤维环损伤程度与椎间盘源性腰痛的关系［J］.医学信息，2011，24（12）：3759－3760.

（13）黄荷，廖志辉，冯永辉，等.补肝肾方对21例骨性关节炎患者关节液一氧化氮的影响［J］.世界中医药，2011，6（4）：311－312.

（14）黄荷，宋阳.骨关节炎中医药治疗的实验及临床研究概况［J］.中医正骨，2005，17（7）：69－70.

马春涛

一、个人简介

马春涛（图7－22），男，于1983年11月出生。中医骨伤科学博士，副主任中医师。2010—2013年，马春涛在广州中医药大学攻读博士学位，师从樊粤光。马春涛在校期间，其论文被评为优秀博士毕业论文。

2013年至今，马春涛任职于三亚市中医院骨二科工作，从事骨与关节疾病临床工作。

学术任职有：海南省中医药学会骨科专业委员会委员、海南省中西医结合学会骨科微创专业委员会委员。

二、代表作

（1）马春涛，曾意荣，曾建春，等.木豆叶对激素干预后的骨髓间充质干细胞的蛋白质组学研究［J］.中药新药与临床药理，2013，24（4）：351－355.

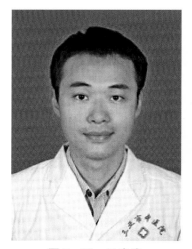

图7－22　马春涛

（2）马春涛.四妙散加味联合别嘌呤醇治疗湿热蕴结型痛风性关节炎32例［J］.江西中医药，2013，44（5）：36－37.

（3）马春涛.从《杂病源流犀烛》看骨性关节炎的预防与治疗［J］.亚太传统医药，2009，5（10）：143－144.

（4）马春涛，谭昱，肖育志，等.右归饮诱导的骨髓间充质干细胞/纤维蛋白胶复合物对膝关节软骨缺损兔软骨修复的影响［J］.中医杂志，2019，60（14）：1225－1231.

（5）马春涛，谭昱，肖育志，等.股骨近端防旋髓内钉与人工股骨头置换治疗对老年不稳定股骨转子间骨折患者髋关节功能 ADL 评分及后并发症的影响［J］.河北医学，2019，25（7）：1098 – 1101.

（6）马春涛，谭昱，肖育志，等.关节镜辅助下复位后经皮空心螺钉联合钢丝张力带内固定治疗髌骨粉碎性骨折的临床研究［J］.中国医师杂志，2019，21（6）：825 – 829.

孙楠

一、个人简介

孙楠（图 7 – 23），男，于 1986 年 5 月出生。中医骨伤科学博士，主治中医师。2013—2016 年，在广州中医药大学攻读博士学位，师从樊粤光。

2016 年至今，在河南省洛阳正骨医院郑州院区骨坏死科工作，从事骨坏死疾病临床工作及基础研究。

学术任职有：中国研究型医院学会冲击波医学专业委员会委员、中国研究型医院学会骨与软骨再生修复专委会委员、河南省冲击波医学教育与培训专家委员会委员。

二、代表作

（1）孙楠，樊粤光，李鹏飞，等.激素性股骨头坏死患者血浆 microRNA 表达谱及生物信息分析［J］.山东医药，2015，55（48）：1 – 4.

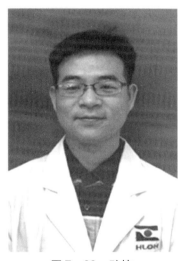

图 7 – 23　孙楠

李鹏飞

一、个人简介

李鹏飞（图 7 – 24），男，于 1990 年 10 月出生。中医骨伤科学博士。2013—2018 年，李鹏飞在广州中医药大学攻读博士学位。李鹏飞在校期间曾赴英国牛津大学访问学习，曾任广州中医药大学研究生会执行主席、广州中医药大学第一附属医院 2015 级博士班班长。李鹏飞曾获"硕士和博士研究生国家奖学金"、"新南方教学奖励基金优秀学生综合优秀奖"、"优秀研究生干部"和"优秀志愿者"等荣誉。

2018 年 7 月—2019 年 12 月，李鹏飞在江门市卫生健康局医政医管科工作。

2020 年 1 月至今，李鹏飞任江门市中心医院团委负责人，从事行政管理及骨与关节疾病基础和临床研究。

学术任职有：Gridlestone 骨科学会终身委员、欧美同学会医师协会转化医学分会青年委员、江门市医学会骨质疏松分会委员。

二、代表作

（1）李鹏飞，翟沛，庞智晖，等.樊粤光阶梯治疗膝骨性关节炎的学术思想［J］.内蒙古中医药，2019，38（5）：66 - 67.

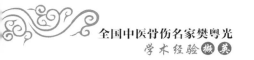

图 7 - 24　李鹏飞

（2）李鹏飞，MURRAY D，曾意荣，等.内侧活动平台牛津单髁膝关节置换术的适应证和禁忌证［J］.中医正骨，2018，30（10）：64 - 65，73.

（3）李鹏飞，MURRAY D，曾意荣，等.生物型牛津单髁膝关节假体研究进展［J］.中医正骨，2017，29（12）：45 - 47.

（4）李鹏飞，葛辉，庞智晖，等.基于影像学表现的股骨头坏死塌陷预测的研究进展［J］.医学综述，2016，22（15）：3023 - 3026.

梁正辉

一、个人简介

梁正辉（图 7 - 25），男，于 1992 年 10 月出生。中医骨伤科学博士。2017—2020 年，梁正辉在广州中医药大学攻读博士学位，师从樊粤光。梁正辉在校期间获得学业奖学金并参加研究生出国交流项目，前往澳大利亚西澳大学访学 1 年。

二、代表作

（1）LI S W，XIE P J，LIANG Z H，et al. Efficacy comparison of five different acupuncture methods on pain，stiffness，and function in osteoarthritis of the knee：a network meta-analysis［J］. Evidence-based complementary and alternative medicine，2018：1 - 19.

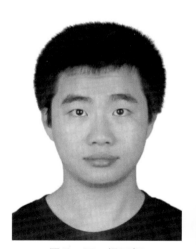

图 7 - 25　梁正辉

（2）梁正辉.小青龙汤合附子理中汤治疗久咳痰喘 1 例［J］.实用中医药杂志，2013，29（4）：292 - 293.

（3）梁正辉.礞石滚痰丸加减治疗失眠验案一则［J］.中国民间疗法，2013，24（4）：41.

（4）梁正辉，何敏聪，胡年宏.胡年宏治疗椎动脉型颈椎病经验介绍［J］.新中医，2017，49（6）：189－190.

参 考 文 献

［1］林梓凌，李鹏飞，庞智晖，等.骨密度与老年髋部骨折股骨近端三维有限元模型密度的关系［J］.中国老年学杂志.2015，35（11）：3069－3070.

［2］汪梅姣，谢志军，谷焕鹏，等.蜈蚣地龙地鳖虫镇痛作用比较的实验研究［J］.中国中医急症，2012，21（9）：1435－1436.

［3］邹龙，郭建生，桂卉，等.全蝎不同工艺提取物药效学实验研究［J］.江西中医学院学报，2004，16（2）：57－58.